乖，妈妈摸摸就好了

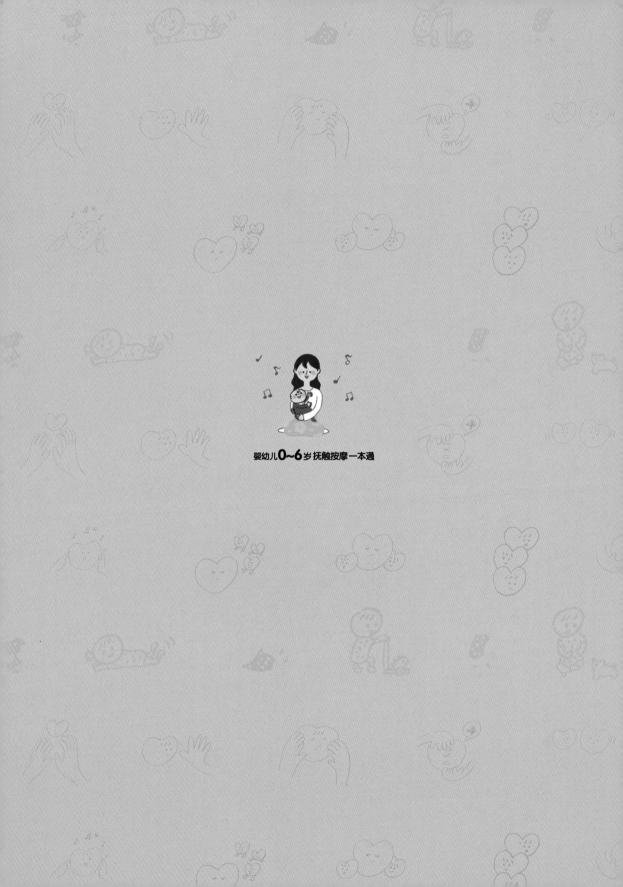

婴幼儿 **0~6**岁 **抚触按摩一本通**

乖,妈妈
摸摸就好了

婴幼儿 0~6 岁抚触按摩一本通

脳と体にいいことずくめのベビーマッサージ

〔日〕山口创 山口绫子 著

陈怡萍 译

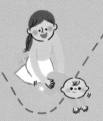

江苏凤凰科学技术出版社

致所有入手此书的父母们

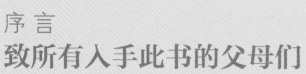
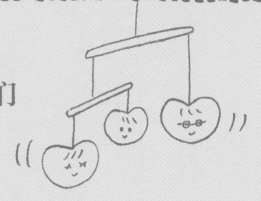

　　最近这段时间，您和孩子之间的亲肤接触是不是越来越少了？您手里的这本书能帮助您与孩子更多、更好地交流，改善您和孩子之间的亲子关系。

　　孩子抚触，是指在平常照顾孩子的时候，有意识地多接触孩子肌肤，从而达到保持孩子健康的护理效果。如果您的孩子身体状况不太好，但是还没严重到要去看医生的程度，你只是担心孩子生长发育有什么问题，那么进行一些有针对性的按摩会很有帮助。当然，即使没有疾病上的担心，大家也可以试试本书里介绍的游戏，和孩子之间的玩乐时间一定会变得比以前更加开心。

　　书中学术方面的内容由本人负责，对于具体按摩方法，则由山口绫子老师进行指导，可以说，本书是我们各自擅长领域的集合，因此内容十分丰富、实用。为了小宝贝健康地成长，让我们从今天开始给孩子做抚触按摩吧！

樱美林大学副教授 山口创

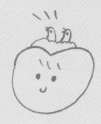

"孩子越来越有活力，长得越发结实。这可是从未有过的大变化，太让我惊喜了。"

看到接受了抚触按摩的孩子的变化之后，家长们经常向我表达这样的感谢。按摩过程结束后，有些孩子明显放松下来甚至睡着了，有些孩子则是心情变得非常舒畅，开始哼起歌、跳起舞。而一些原本非常怕生的孩子，则能亲近地坐在我的膝盖上玩耍了。这些都是因为孩子的身体感受到了外界的关怀，他们变得安心、快乐起来。那些小孩子与生俱来的活力又回来了，看到孩子明朗的笑容，真是如同见到阳光般令人欣慰。

本书将向大家介绍许多孩子抚触按摩的方法以及各种相关的小游戏，通过按摩和抚触，不仅能促进亲子、夫妇、家人的身心健康，而且能发掘出对方全新的一面，促进彼此间关系融洽。

当然，这本书最主要针对的还是孩子，希望本书能在孩子们的成长道路上助一臂之力，加深亲子间甚至家人间的良好关系。

按摩指压师、针灸师 山口绫子

目录

请注意!
你拿亲肤接触当回事了吗?

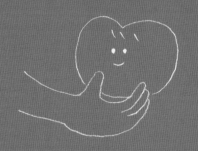

最简单最自然的亲肤接触,

实际上却对孩子的一生至关重要。

亲子关系、身体发育、社交能力、

运动能力、记忆力、好奇心、独立、自信、

避免出现问题宝宝……

抚触按摩,

妈妈省心安心培养健康全能宝宝的捷径。

妈妈和孩子间的亲肤接触，是最基本的交流方式。而这一行为，也奠定了亲子间信赖关系的基础。

 ## 亲肤接触——建立信赖关系第一步

"你会每天抚触孩子吗？"如果被问了这样的问题，相信许多妈妈会觉得不可思议："这不是理所当然的吗？为什么要问这个问题？"

抱一抱、摸摸头，这些日常生活中极其自然的动作，实际上对孩子身心、大脑发育具有非常重要的作用。大家小时候也有同感吧，只要紧紧握住妈妈的手，被妈妈搂抱着，不安和紧张感自然就会缓和不少。

最简单却最重要的交流

特别对于出生才一年左右的孩子，通过和妈妈之间的亲肤接触，能培养出两种信赖感。首先，是对于自我存在的信赖感：切身感受到"我的出生是有价值的，是受到欢迎的"，从而备感安心；另外，孩子不仅仅是对与自己有亲肤接触的妈妈，对周围环境以及其他人也都有了信赖感。

妈妈与孩子之间通过互相接触，建立彼此间的信任，从而加深母子关系。可以说，抚触按摩是一种看似简单却非常有效的交流方式。

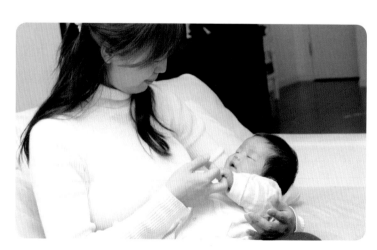

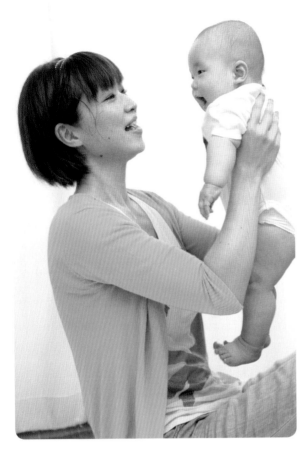

只要摸一摸就行啦

对于孩子来说，并不是仅仅长时间地去抚摸就能使他满足。关键在于，妈妈与他肌肤接触时要怀着满满爱意，要让孩子充分感受到被妈妈爱着，能传达爱的抚触是最理想的。一般觉得孩子很可爱的话，妈妈自然而然地就会看着他，一边和他说话一边进行抚触，像这样的母爱表达方式是最值得推荐的。

抚触孩子时，心里不能有"我明明这么忙还要做这种事""好麻烦"之类的想法，而是要发自心底地觉得：即便时间再短，也要和孩子保持经常性的交流。从此刻开始，让我们胸中聚起那些溢于言表的浓浓爱意，给孩子亲密的抚触吧！

您平时和孩子有多少亲肤接触？
抚触按摩 10 项自查

7 个以上：经常抚触按摩
5～6 个：抚触按摩稍显不足
4 个以下：抚触按摩明显不够

☐ 经常抱或背孩子

☐ 经常和孩子手拉手

☐ 表扬时，会摸摸孩子的头

☐ 孩子睡觉时会陪着一起睡

☐ 经常亲亲孩子，和孩子贴脸玩

☐ 经常和孩子进行有肌肤接触的游戏

☐ 经常逗孩子发笑

☐ 换尿布、换衣服时，会摸孩子的腿和肚子

☐ 洗澡时，会用手轻揉孩子的身体

☐ 如果孩子哭了，会温柔地抱起来轻声安慰

宝宝健康成长离不了 皮肤刺激

孩子对于外界的碰触是非常敏感的，不管是他主动去探索周围认知世界，还是被动被妈妈抚触，都能带给他更多体验和心脑刺激。

 触摸——认识事物最初的手段

通过触摸孩子的肌肤，不仅能让孩子对妈妈和周围人建立基本的信赖感，而且对孩子的头脑和身心发育也给予了必要的刺激。

视觉、听觉、触觉、味觉和嗅觉，人类基本五感中最先发育的就是触觉。刚出生的婴儿触觉最灵敏。接触外界是婴儿认识事物最初的手段。婴儿只要看到什么，就会拿到手里，然后往嘴里塞，这种行为其实是在用手和舌头确认东西的形状和质感。

皮肤受到了刺激，也会刺激头脑

除了婴儿自己主动去接触外界，被动被妈妈抚触到也同等重要。触觉和视觉、听觉不同，要全身心地去感受，并且皮肤受到的触觉刺激是直接作用于脑部的。因此抚触孩子身体，能够促进他的头脑、身心发育。

触觉是其他四感的基础。孩子通过不断积累触摸各种事物或者被他人触摸的经验，促进其他四感的养成，这对于他在将来更生动地认识事物也是相当有帮助的。

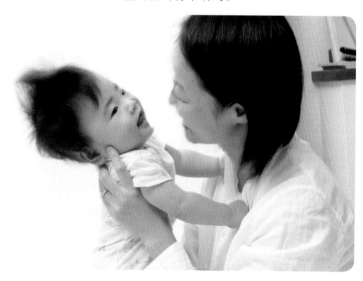

亲肤接触对头脑和身心发育的益处

头脑

有句话说得好："皮肤是外露的头脑"。皮肤感受到的刺激将直接传输给大脑。因此可以说，想要促进孩子大脑的发育，刺激皮肤就是最简单易行的办法。大脑中的前额叶控制人的情感和行为，只要这部分受到了刺激，孩子对于事物的热情将高涨，同时也有助于开发孩子智力。

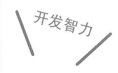
开发智力

身体

按摩可以使孩子放松身体，睡得更香，夜里也哭得越来越少。另一方面，由于睡眠促进身体中生长激素的分泌，使孩子体重、身高增加，促使他更健康茁壮地成长。另外，通过按摩不仅能提高孩子的运动技能，还能对淋巴产生作用，孩子的免疫力会随之提高。

情绪

按摩能让孩子对外界环境放心，对待人和事物的态度更加冷静，情绪变得稳定。这样，孩子才能进一步提高行动力、对外界产生好奇心、培养独立精神。由于孩子对外界有了基本的信任，就算开始踏入外面的世界，也能发挥出自身的社会性。

健康成长

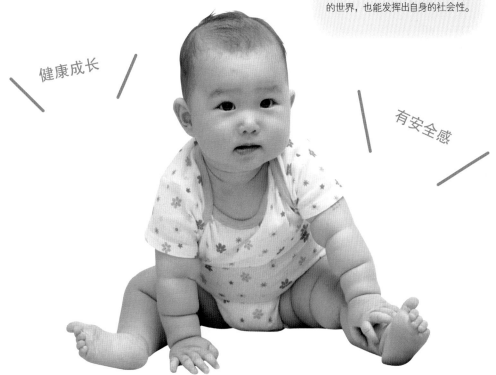

有安全感

拉近亲子距离的日式育儿

日本传统的一些育儿方式，总给人以很麻烦的印象而被大家抛弃。但是最近，日式的传统育儿法又被大众所瞩目。

在日本，一直以来都是这样的育儿方式：一天中的大部分时间，妈妈和孩子都保持紧密的亲肤交流，这被称为"超贴近育儿"。妈妈在做家务的时候使用背带背着孩子；不能亲自背的时候，就让别人代为哄弄照顾。到了夜晚，夫妻二人把孩子放在中间，一家三口呈"川"字形一同进入梦乡。

不仅如此，据传直到江户时代，日本民间还很盛行小儿按摩法，由此可见，那时候亲子间的交流就很频繁。其实这就是孩子抚触按摩的前身。

另外，随着人们在社区团体中的交际越来越紧密，孩子从小就有了在这个社会大舞台上和各种各样的人接触的可能。

基于以上几点，也就自然而然地培养起了日本人合作、为他人着想的良好习惯。

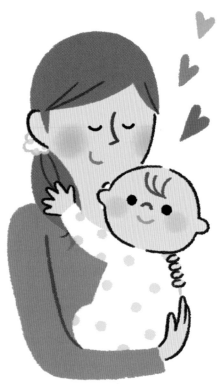

"超贴近育儿"的优点

婴幼儿时期接受足够的亲肤交流，能培养孩子的独立精神。

亲肤交流日渐成为国际育儿潮流

——边背着孩子边做家务，和孩子睡觉时选择川字形睡法等，都能让妈妈和孩子保持最为亲密的亲肤交流，这是日式传统育儿的典型表现，也日渐成为国际重点关注的育儿潮流。

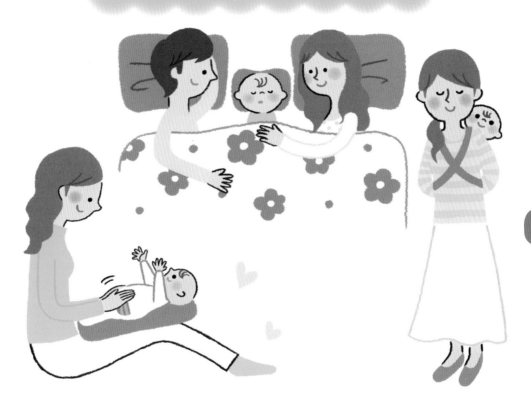

PART
1

请
注
意
！
你
拿
亲
肤
接
触
当
回
事
了
吗
？

从日式育儿出发，重新认识亲肤接触

在注重独立精神与个人主义的欧美国家，孩子从小就有属于自己的房间，与父母分开睡觉。他们比较倾向于把孩子作为一个独立人来对待。

孩子在夜里哭泣，欧美人也不会当回事，也许这就是育儿理念的不同吧。

如此相异的育儿方式，因价值观的不同而产生，不能简单地说哪方更好。但是，孩子出生最初的一年里最好让他多多接触外界，这一点是日本和欧美国家育儿观念的共识。

如今，日本的育儿方式也越来越欧美化，亲子间自然的亲肤接触也越来越少。但考虑到亲肤交流的重要性，日本原本独有的"超贴近育儿"是时候回到人们视线中，重新进行审视了。

足够的抚触，是妈妈给孩子一生的健康保障

给予孩子亲肤接触，就等于在给孩子提供最重要的营养。尤其是对于生长荷尔蒙的刺激效果，是食补远远达不到的。

效用 1 提升爱情荷尔蒙——"后叶催产素"！

生长发育必需的荷尔蒙

后叶催产素是荷尔蒙的一种。通常在孕妇或者刚分娩不久的女性体内发挥作用，有助于母乳的产生、收缩子宫等。

最近的研究结果表明，除了怀孕的女性，后叶催产素在一般人的体内也相当活跃，会产生各种不同的效果。这一新发现引起了社会极大关注。后叶催产素对于刚出生不久的孩子来说非常重要，是他将来生长发育必不可少的一种荷尔蒙。

日常保持亲肤接触，效果更持久

孩子受到亲肤接触时，会感到安心，体内就会分泌许多后叶催产素。

虽然后叶催产素确实能催生人的爱意、促进身体生长发育，但并不代表一有肌肤接触，马上就有功效。必须经常给予对方足够的抚触，让它持续不断地分泌出来，才能达到持久的效果。

抚触按摩增加，情绪变安稳

我们进行过这样的对比：将在幼儿园表现攻击性强、情绪不稳定的孩子分为两组。一组让他们玩一些亲肤接触较多的游戏，另一组依然玩一些没有亲肤接触的普通游戏。两个月后我们发现，亲肤接触较多的一组，原本的行为问题明显减少了。

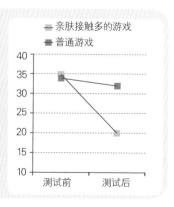

后叶催产素的作用

促进孩子生长发育

后叶催产素的效用非常多，乍一看这些效用互相之间似乎没有什么联系，但从根本上来说都和"生长发育"有关。

后叶催产素可以使人安静下来，提高睡眠质量，从而促进生长激素的分泌，使孩子体重、身高增长速度变快，身体的抵抗力和免疫力也得到提升。

另一方面，后叶催产素还能稳定情绪，丰富自己的情感表达，这样就加深了孩子心理上的成长。总而言之，它是帮助孩子身心和头脑全方位成长的荷尔蒙。

加深亲子感情

后叶催产素能让人对他人产生信赖感，对良好心理的产生发挥积极作用，是构筑紧密人际关系不可或缺的。

受到妈妈抚触的孩子，在变安静的同时，认识到对方是可以信任的。如果进一步重复这样的亲肤体验，孩子对妈妈的爱将更为深厚。实际上，后叶催产素不仅在得到亲肤接触的孩子体内分泌，施以抚触的妈妈同样也会产生。妈妈对自己作为母亲的身份会更加认同，母爱更加深厚，亲子关系也会变得越发亲密。

具有放松效果

人类的大脑会自动被他人温柔抚触时的愉悦心情所影响，从而分泌后叶催产素，所以它也有"安心荷尔蒙"的别名，具有缓解紧张情绪、消解压力的作用，还可以稳定心跳，保障身心正常发育，使人处于放松状态。

反过来说，如果平时不注重抚触按摩，后叶催产素分泌不足，孩子也会时常处于一种紧张状态。不安与紧张感，都是引起孩子情绪不稳和发育不良的诱因。

提高社交能力

如前面所示的实验结果，通过抚触按摩使体内分泌出后叶催产素，这样，孩子情绪稳定了，原本攻击性的性格也会有所改善，冲动行为越来越少。孩子在婴儿时期受到过足够的亲肤接触，将来就会对周围人产生信任，并且拥有同情心，进而成长为社交能力较好的孩子。

这样的孩子，与父母之间建立了基本的信赖关系，在未来迈向更广阔的世界时，就能自如地发挥自己的社交能力。

提高运动机能

运动神经变发达，培养身体感觉

给予孩子全身刺激，可以促进他的头脑发育，而头脑发育了，首先能够使运动神经变发达，然后连带其他各个器官都得到生长。

对于刚出生不久的婴儿，在他的认知中，与外界的关系是模糊不清的。他通过双手和舌头接触外界事物不断积累经验，才能逐渐将自身同周遭环境区分开来。孩子被动受到抚触也会有同样的效果，他对自己身体有了更形象的概念，明白应该如何活动双手、双脚及其他身体部位，慢慢培养出对自己身体的认识。

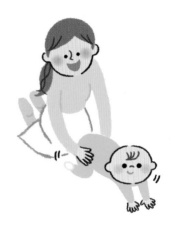

头脑变聪明

产生好奇心，提高记忆力！

肌肤被抚触后，大脑中控制情感和行为的前头叶受到刺激，人会变得对所有事物都非常积极，充满干劲和好奇心。甚至有实验结果表明，小时候得到过大量亲肤接触的孩子，比起没有接触过的，IQ 更高。

另一方面，肌肤受到抚触后分泌的后叶催产素也具有提高记忆力的效果。因此经常抚摸孩子，也算是培养聪明孩子的捷径吧。

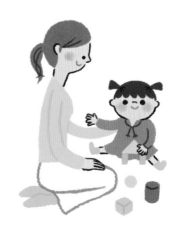

效用 4

培养独立精神

满足撒娇孩子的愿望，使孩子拥有自信

频繁地抱抱、摸摸孩子，一味娇纵，总感觉似乎会养成孩子依赖他人的个性。可实验证明结果恰恰相反。儿时经常有亲肤接触的孩子，向大人撒娇就能使愿望得到满足，就会对自己更有自信，对于其他各种事物也愿意积极尝试。

而儿时和大人没怎么进行过亲肤接触的，童年记忆中留下了"欲求不满"的印象，长大后会一直渴望和他人有亲肤交流，也就更晚独立。

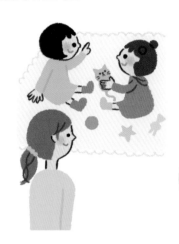

效用 5

迅速发现孩子的异常状况

透过肌肤倾听孩子心声

妈妈每天用手掌抚摸孩子的身体，通过肌肤质感、体温等微妙的不同，就能切身地感受到孩子的身体状况、心情及成长过程，自然察觉孩子的变化。

因为孩子还没有学会说话，所以无法表达自己的诉求。但是大人通过抚触，不仅可以准确地了解孩子的想法，还能尽早发现孩子出现的任何异常不适。消除孩子原本的不安紧张感，妈妈对于照顾孩子也越发自信。

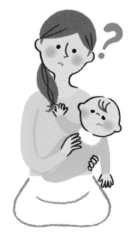

不哭不笑，缺乏表情变化的孩子

如果不经常抱抱、摸摸孩子，他的皮肤感觉就会得不到满足，那么随着他的成长，将会出现各种各样的症状。

例如"沉默婴儿"的现象。沉默婴儿是指那些只会发出微弱的啜泣声，基本上不会哭泣，或者也很少笑的无法表达自我情绪的婴儿。

这种情况的成因，通常是由于婴儿极度缺乏肌肤和语言交流，无论婴儿如何表达自己的诉求，都无法从妈妈和爸爸那里得到回应和关注，自然就放弃了表达的意愿。

无法控制情绪，突然失控的孩子

突然歇斯底里大哭或者发脾气，这种易怒类型，同样也是因为孩子受到的亲肤接触不够。

我们都知道，经常受到大量亲肤接触的孩子如果不开心，马上把他抱在怀里，就能让他快速安静下来。

但是如果和孩子之间的亲肤交流不够，他就不知道如何处理自己的负面情绪，因此可能会突然失控而做出攻击性动作。

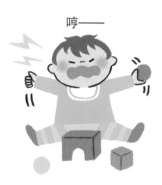

易怒类型

因为一点小事就会瞬间血气上涌，处于失控状态。这样的孩子很难控制自我情绪。

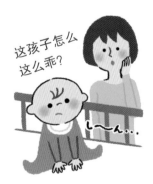

沉默婴儿

不哭不闹，基本无表情，和母亲也没有眼神交流。这样的孩子已经把自己的心门关上了。

早发现孩子问题，多亲肤接触

如果您发现自家孩子有以上列举的情况，请务必注意与孩子多进行积极的亲肤交流。趁孩子小，越早开始调整，就能越快让他恢复正常状态。

亲肤交流不足的孩子长大后，很难与他人建立信任关系，和别人发生肢体接触时，容易产生不必要的紧张感。而那些从小得到足够亲肤接触的孩子，能够把身体接触看作是一种亲近的表现。

由于无法充分体会别人的关爱，即使面对自己的恋人或结婚对象，幼时接受抚触不足的孩子长大后也不知如何是好，因而导致他们人际关系不稳定，这样的情况不在少数。

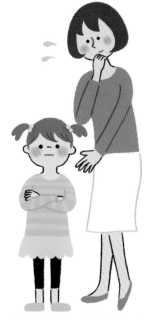

因亲肤交流不够而造成的问题，随着孩子年龄的增加，改造难度也越来越大。等意识到问题的严重，可能为时已晚。为了以防万一，关键还得从孩子幼时开始注意。

 ## 亲肤接触对长大后青春期的叛逆行为和心理健康也有影响

因忽视亲肤接触而导致孩子情绪不稳定，这种问题大多会延续到青春期。我们经常听到新闻报道中，年轻人碰到琐碎小事就会发怒，采取攻击性举动的事情，可以说与他们幼时亲肤交流不足有很大关系。还有一种观点，称这些孩子长大后在身体各处打洞穿孔、文身，甚至做出割腕等自残行为，也是因为幼时皮肤感觉未能得到满足，以此来寻求过度的身体刺激。

人本来就要和他人交流，互相支持着生存。如果连这点作为人的基本自信都无法养成的话，成人之后，会对心理健康构成一定伤害。毫不夸张地说，婴儿时期与外界的交流状况如何，会在一个人的肌肤上留下一生的记忆。

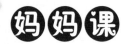

妈妈课

抚触，是母子都快乐的事

和孩子进行大量亲肤接触的妈妈，也会收获意想不到的效果。
为了您自己，也请多多和孩子进行亲肤交流哦！

妈妈和孩子一起舒服舒服

摸摸、抱抱孩子，心情舒爽的不单单是孩子。孩子胖乎乎的身体，细腻柔滑的肌肤，碰触上去总让人觉得有一种难以言表的舒适。对于施与抚触动作的母亲来说，也会有意想不到的效果。

因为无论是给予还是接受亲肤接触的人，体内都能分泌出后叶催产素这一绝佳好物。妈妈抚触孩子，互相舒缓心理压力，妈妈自身也感到舒心。而且，孩子出生不久，妈妈与孩子之间的纽带还没有那么牢固，作为母亲，通过抚触表达母爱能强化二者的关系，爸爸能一同参与进来的话则更好。

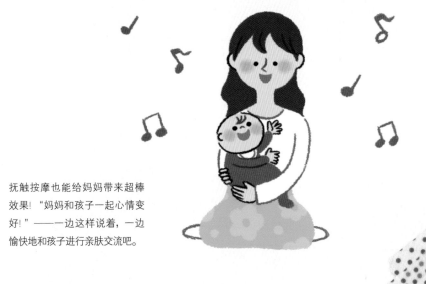

抚触按摩也能给妈妈带来超棒效果！"妈妈和孩子一起心情变好！"——一边这样说着，一边愉快地和孩子进行亲肤交流吧。

学起来!
摸摸揉揉让宝宝更健康

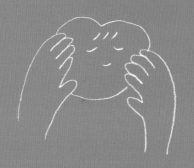

轻柔是给孩子做按摩时的铁则,

对于按摩的顺序和手法不必太过纠结。

更重要的是观察孩子的反应,

亲子间,

能带给双方愉悦的心情和身体上的放松才是最难能可贵的。

准备舒适的环境，
观察孩子的状态，
调整自己的心态，
这是提高按摩效果的捷径。

确认孩子的身心状态

按摩这件事最重要的，是要考虑按摩对象的需求。只要把这个基本观念始终记在脑子里，那就自然能给孩子一个愉快、有效的按摩了。

如果是为按摩对象着想，一个适合按摩的环境必不可少，作为按摩师的妈妈也必须做好一些准备。妈妈还需观察孩子当下的身体、心理状态是否适宜接受按摩，如有不妥也不能强求。按摩前请务必事先确认以上几点无误后再具体实施。

妈妈的心情也很重要

孩子心情好不好自不必说，事实上作为按摩师的妈妈，你的心情好坏，也要关注一下。如果是带着焦躁心情，一边心想"我那么忙了还要干这个，好麻烦啊"，一边进行按摩，或者一边看着电视，脑袋里想着自己的事情，一副心不在焉的样子，这些都会使效果适得其反。

要营造"马上开始一件快乐事情"的氛围。正式开始按摩前，对孩子微笑说："好啦，接下来要按摩了！"这么做，妈妈和孩子心里都意识到"按摩＝快乐"，也就更期待接下来的按摩时光了。

按摩开始前，观察孩子的状态

☐ 心情如何？　　　　　☐ 热不热？

☐ 身体状态良好吗？　　☐ 肚子饿不饿？

☐ 冷不冷？　　　　　　☐ 肌肤状态良好吗？

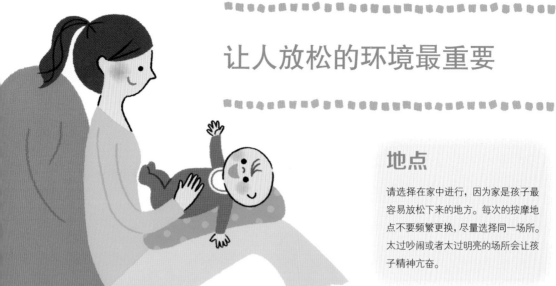

让人放松的环境最重要

地点

请选择在家中进行，因为家是孩子最容易放松下来的地方。每次的按摩地点不要频繁更换，尽量选择同一场所。太过吵闹或者太过明亮的场所会让孩子精神亢奋。

姿势

妈妈要和孩子一样，调整好舒适的姿势，伸展双腿，让孩子平躺在双腿中间或者坐在自己膝盖上等，姿势自行选择，但要根据孩子不同发育阶段进行调整。最理想的是双方身体始终保持接触。另外，妈妈要尽量和孩子保持近距离的眼神交流，时刻注意孩子的面部表情。

室温

适合进行抚触按摩的理想室温是24 ～ 28 摄氏度。觉得太热的话，可以把窗打开通一下风；太冷的话，要事先把室内温度调高弄得暖和一些。总之先调好适宜的室温再进行按摩。如果开空调，请把孩子放在不被空调风直吹的位置。

按摩要点

孩子不脱衣服也没关系！

抚触按摩，听上去好像得让孩子裸着身子才行，但其实不一定非得把衣服脱掉。穿着衣服做按摩，效果并不差。只是在第一次开始时，推荐妈妈让孩子只穿着尿布进行按摩，这样可以确认孩子的肌肤状况。

不用涂抹婴儿油

使用精油的按摩文化原本发源于气候干燥的西方国家。如果所处环境湿度较大，即使不涂抹按摩精油直接用手按也没任何问题。有时涂了反而因为皮肤太过湿润，阻碍皮肤机能的正常发育。婴儿按摩也一样，不涂抹婴儿油直接进行反而可以提高孩子的皮肤机能。

先尝试摸摸孩子吧

按摩过程中，如果妈妈表现得不安，就会将这种负面情绪传递给孩子。妈妈在抚触按摩前无须太过心急，先摸摸孩子确认一下他的肌肤状况吧。

聆听肌肤心声，与之对话

"该往哪个方向摸呢？""做几次好呢？"按摩刚开始时，妈妈脑袋里常想这些，一定非常不安，这种紧张感孩子都能感受到。虽然熟悉按摩方法很重要，但在最初阶段，让孩子开心的方法才是最正确的做法，这样想来，妈妈是不是心情放松许多？

看着可爱的孩子，先随意触摸他的各个部位吧，仔细聆听肌肤的声音，感受孩子润泽而有弹性的肌肤触感。习惯之后再慢慢移动双手，如此往复，就能渐渐了解孩子希望被抚摩的地方。

千万别惹孩子不高兴哦～

请妈妈做好准备

手

冰凉的触感会让孩子吓一跳哦，所以事先还是把手捂暖一些吧。当然也要保持清洁。

头发

因为按摩时需要和孩子十分贴近，如果妈妈是长头发，记得把头发整理好，不要扎到孩子。

衣服

请穿上容易行动的衣服。根据室温，穿得少一点，不要把自己弄得满头大汗。

指甲

指甲尽量剪短一些，以防按摩过程中伤到孩子的皮肤。

味道

孩子对气味非常敏感。妈妈最好不要喷香水和化妆，以妈妈原有的体香让孩子镇静下来吧。

配饰

摘掉身上的塑料配饰、手表等会接触到孩子皮肤的物件。可以的话最好把戒指也摘掉。

边观察孩子反应，
边开始抚触

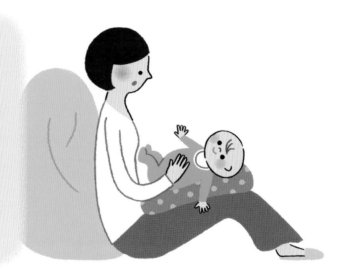

"摸摸孩子肚子他好像很开心呢？""摸摸脚会怎样呢？"妈妈通过抚摸孩子身体的不同位置，逐一观察孩子表情、动作和发出的声音。由此发现，孩子被触摸到不同地方，会出现不同的反应，就好像在说"抚摸这里好舒服呀！""再多按几下吧！""那里不行！"多多抚摸孩子，进行各种对话吧！

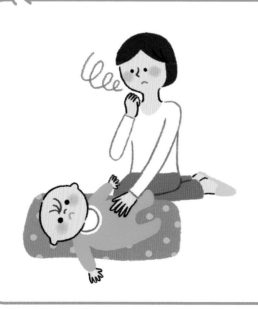

这里 NG！

一味按照手法指南，
一不留神会忽视孩子的反应

妈妈如果死板地按照操作指南所说的按摩顺序、手法和次数等，一言不发地默默进行，就会出现对孩子反应完全无视的问题。所谓"正确的做法"固然重要，但最关键的还是要让孩子放松下来。建议妈妈刚开始不要急于求成，先想一想怎么让孩子高兴起来吧。

7大手法，让亲肤体验效果更妙

孩子身子柔弱，掌握抚触按摩基础手法，妈妈做起来更专业。轻柔是一切手法的核心要点。

基础手法

抚摸　孩子心情变好，全身得到很好的放松。新陈代谢加快，身体更结实。

1 **手掌轻擦法**　整个手掌覆上孩子身体，贴着皮肤进行抚摸。
▶ 参照 P22

2 **拇指轻擦法**　以拇指指腹为着力点，其他手指力量为辅。
▶ 参照 P23

3 **二指轻擦法**　拇指和食指轻捏肌肤。
▶ 参照 P24

4 **四指轻擦法**　用到除拇指以外的四根手指。以整个指头或者仅用指腹部分进行抚摸。
▶ 参照 P25

贴附　缓解孩子头疼、腹泻等症状。

5 **手掌贴附法**　单手或双手覆在孩子身体上，过程中手部不需要移动或做其他动作。
▶ 参照 P26

拍弹　导出积存于体内的"废物"，孩子更精神。

6 **拍打法**　双手呈碗状，有节奏地轻轻拍打。
▶ 参照 P27

活动关节　提高孩子运动机能，使他更灵活地控制身体。

7 **运动法**　扶起孩子的脚踝和手腕，前后左右活动他的关节。
▶ 参照 P28

千万不可大力，要动作轻柔

轻柔，再轻柔，这是给孩子按摩时的铁则。孩子越是年幼，越得注意动作轻柔。

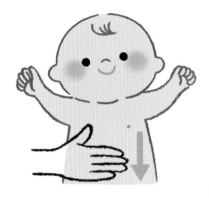

不是按压，是轻柔抚摸

如果是成人按摩，一般都偏好感觉痛痛的那股爽劲。可给孩子按摩就不同了，基本上都是采用抚摸。全程不能出现大力按压、使劲揉搓的动作，要慢慢、轻轻地抚摸，将自己双手的温度通过肌肤传递给孩子。

对月龄小的孩子，动作更要轻柔

对月龄较小的孩子进行抚触按摩，更要注意动作轻柔。对外部刺激敏感的孩子，或者第一次进行按摩的孩子也要遵循这个原则。但妈妈也不要太过于战战兢兢，否则会影响孩子的心情，使他感到不安，新手妈妈一定要掌握"动作轻柔"这个要点。

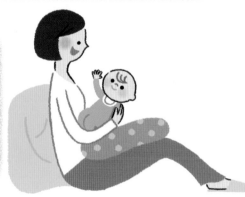

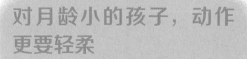

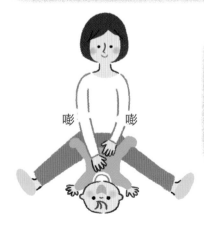

孩子长大一些后，融入小游戏

孩子稍微长大一点之后，对于通过皮肤感受到的外界的刺激越加适应，更能体会到按摩有多舒服啦。妈妈配合手部动作说说话、唱唱歌，尝试加一些小游戏进去。如此一来，孩子会更加开心。

抚摸（轻擦法）

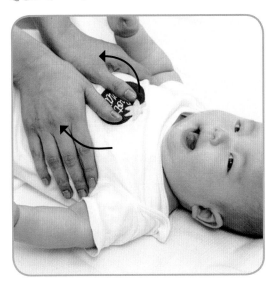

手掌轻擦法 1

< 使用整个手掌 >

☺这是用整个手掌来进行的按摩方法。沿孩子的身体，将手掌紧紧贴合上去，动作要轻柔。☺手掌轻擦法是进行按摩的基础。因为具有让心情舒畅、身体放松的效果，其他的按摩开始前和结束后一般都要进行这一步。☺由于是用到整个手掌，适合按摩背部、腹部等面积较大的部位。

背部

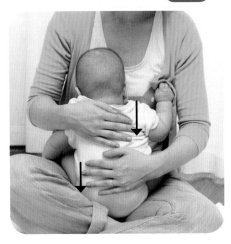

如果孩子出现夜哭症、爱磨人等不同于平常的表现，可以沿着孩子背部从上至下使用手掌轻擦法进行抚触按摩。妈妈直接抱着，或者让孩子躺着、侧身都可以。如果孩子身体没有任何异常的话，最好按照从下向上的方向进行。

头部

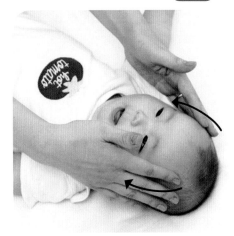

用两手手掌，从头顶一直按摩到头部以下。进行头部抚触按摩时，请注意避开孩子卤门等较柔弱部位。

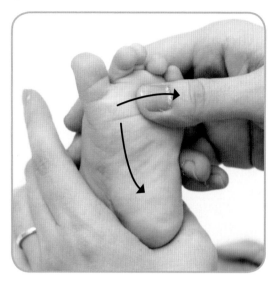

拇指轻擦法

2

< 使用拇指 >

☺和1相同都属于轻擦法，但此方法重点在使用拇指，而且着力点在拇指指腹，按摩时不要推按、强压，基本只需抚摸。☺这种方法在实际操作时也会借助拇指以外的其他手指。主要用于按摩脚底、脸部等一些面积较小的部位。这种方法同手掌轻擦法一样，可以起到镇静作用。

脸部

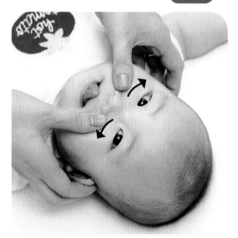

按摩脸部时，要让孩子仰躺，将除拇指之外的其他四根手指"挂"于孩子耳后。按照从眉毛上方、眼睛下方、鼻翼两侧到嘴巴下方的顺序，由内向外地进行抚摸。对假性近视、鼻塞等有显著改善效果，还能预防蛀牙。

脚踝附近

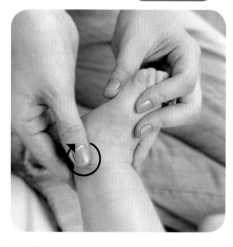

用拇指指腹以画圆方式按摩外侧脚踝。对于还不会抬头的孩子，一周2～3次。等孩子长大一点，一周按摩10次左右也没问题。孩子的脚小，用单手就能按摩，并且简单易于操作。

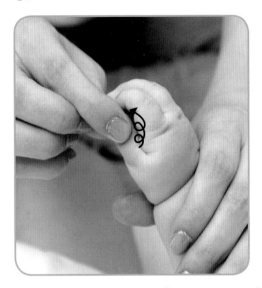

< 使用拇指和食指 >

☺此处所说的"二指",是拇指和食指。这两根手指通常用于按摩手指和脚趾部位,按摩时,拇指和食指像转动开关似的轻柔地转动。☺轻擦法可以润泽皮肤,使肌肤变得柔嫩滋润;具有增强孩子抵抗力和新陈代谢的作用,让孩子身体更结实。

脚趾

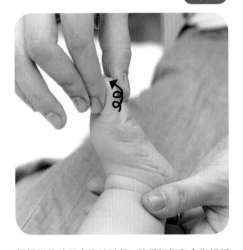

鼻子

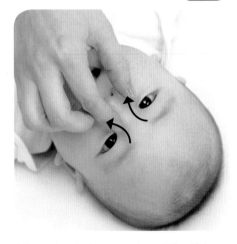

轻轻捏住孩子大脚趾趾根,然后拇指和食指轻轻转动至脚尖。最后夹住趾甲两侧甲缘后弹离。妈妈的另一只手同时握住孩子脚踝,更易于操作。整个按摩过程最好按照从大脚趾到小脚趾的顺序进行,另一只脚也是如此。

轻轻用两指捏起孩子眉间部分,沿着鼻子轮廓一路向下移至鼻翼两侧。如果孩子鼻塞,重复这个动作可以让鼻涕流出来,妈妈更好处理。按照这种手法向下移动两根手指,如同用手擤鼻涕似的把孩子鼻涕弄掉。

小贴士:洗澡时做这个动作,鼻涕更容易出来哦。

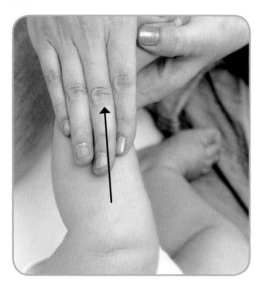

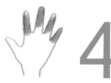

四指轻擦法 4

< 使用除拇指以外的其他四根手指 >

☺此处所说的"四指",是食指、中指、无名指和小指。具体操作分为两种:用四根手指整个部分,或者只用到指腹。

☺抚摸头部时,用指腹进行摩擦,注意指甲不要刮到孩子皮肤。孩子背部面积还很小,因此不能用手掌轻擦法,四指轻擦法更为合适。不过用到四指时容易用力过猛,请尽可能轻柔地摩挲孩子肌肤。

肩部到手腕

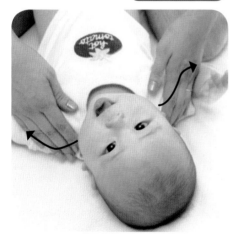

从肩膀到手腕外侧,用四根手指轻轻抚摸下去。如图所示,可以两手同时进行;也可用一只手固定住孩子手腕,另一只手进行按摩,然后换手重复动作。

头部

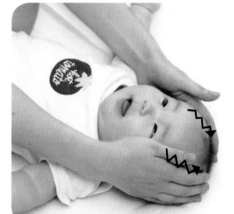

指尖略微弯曲,用四根手指指腹部分,沿额头发际线至头顶方向,以Z字形抚摸。鬓角部位也以这样的方法按摩。请注意,手指不要碰到孩子的眼睛。

贴附

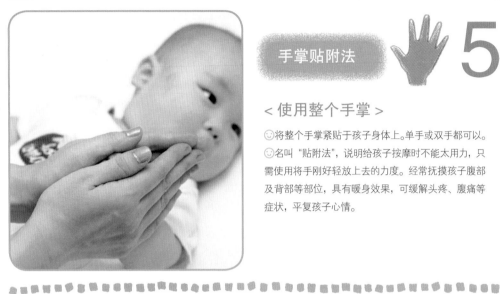

手掌贴附法  5

< 使用整个手掌 >

☺将整个手掌紧贴于孩子身体上。单手或双手都可以。
☺名叫"贴附法"，说明给孩子按摩时不能太用力，只
需使用将手刚好轻放上去的力度。经常抚摸孩子腹部
及背部等部位，具有暖身效果，可缓解头疼、腹痛等
症状，平复孩子心情。

脚尖·指尖

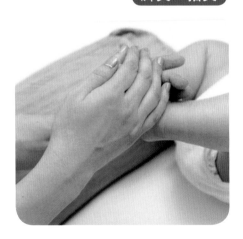

双手包住孩子的脚尖或指尖。包住时不要用力，轻
轻包覆即可。可用单手同时按摩孩子双手双脚，不
过使用双手能抚摸得更到位。请保持包覆状态 5 秒
左右。此手法有助于镇静孩子的情绪。

腹部

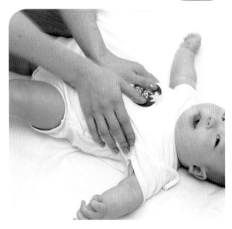

双手手掌紧贴于孩子肚脐附近。不要按压或摩挲，
整个过程只需将手放上去即可。也就是以妈妈双手
自然摆放的重量轻放在孩子身上，也可以两手叠放，
保持这种状态 5 秒左右。

拍弹

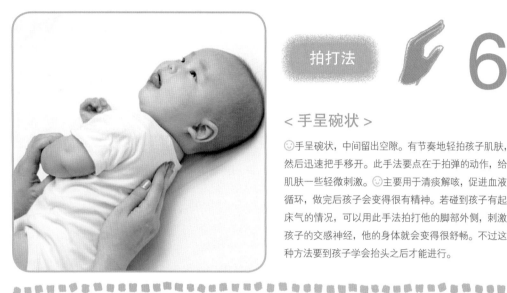

拍打法 6

< 手呈碗状 >

☺手呈碗状，中间留出空隙。有节奏地轻拍孩子肌肤，然后迅速把手移开。此手法要点在于拍弹的动作，给肌肤一些轻微刺激。☺主要用于清痰解咳，促进血液循环，做完后孩子会变得很精神。若碰到孩子有起床气的情况，可以用此手法拍打他的脚部外侧，刺激孩子的交感神经，他的身体就会变得很舒畅。不过这种方法要到孩子学会抬头之后才能进行。

腿部外侧

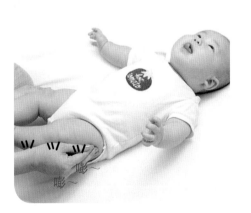

手呈碗状，从大腿根部到脚踝，由上至下轻轻拍打。如果另一只手能轻轻固定住孩子脚踝，则更容易操作。最好配合一点音乐节奏，这样孩子也会感觉很有意思。

背部

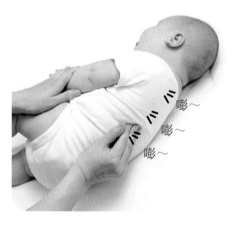

从臀部上方到后颈下方，轻轻拍打。不要用力，要有节奏地进行。记住避开孩子的脊椎骨，从下至上斜着拍。拍打的过程中可以让孩子侧躺，一只手扶住他的身体，一只手轻轻拍打，也可以边抱着孩子边进行。

活动关节

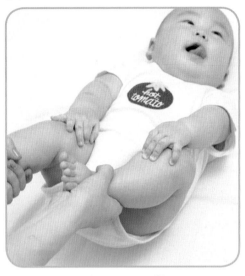

< 活动关节 >

☺握住孩子的两只脚踝，让孩子双腿呈弯曲的姿态，左右缓慢摇晃；还可以握住孩子的两只手腕进行交叉，或者以画圆动作活动肩部。做这两个动作时，请一定要活动到孩子的股关节或肩关节。☺这个手法需要前后左右各个方向地活动，但是孩子身体还很娇弱，不能勉为其难，在可伸展的范围里顺畅活动即可。

手腕

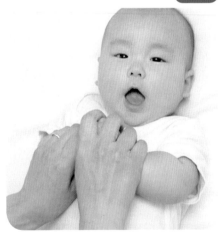

膝盖

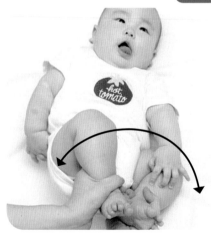

让孩子仰面朝上，双手握住他的两只手腕。将自己的拇指放入孩子手心让其握住，使他安心。然后伸开孩子的手臂，再靠近交叉，如此往复。每次交叉时，妈妈的左右手交替着上下叠放。通过活动孩子的腕关节，起到放松身体、增强孩子骨骼柔韧性的作用。

让孩子仰面朝上，双手握住他的两只脚踝。孩子膝盖与股关节呈弯曲状，分别往左、右倾倒，以膝盖碰到地板的程度为宜。做此动作时注意不要让孩子的两膝紧靠在一起，中间要留有拳头大小的距离。

全身按摩初体验

掌握了基本手法，这就开始实际操作，给孩子抚触按摩全身吧。都是可以每天进行的哦。

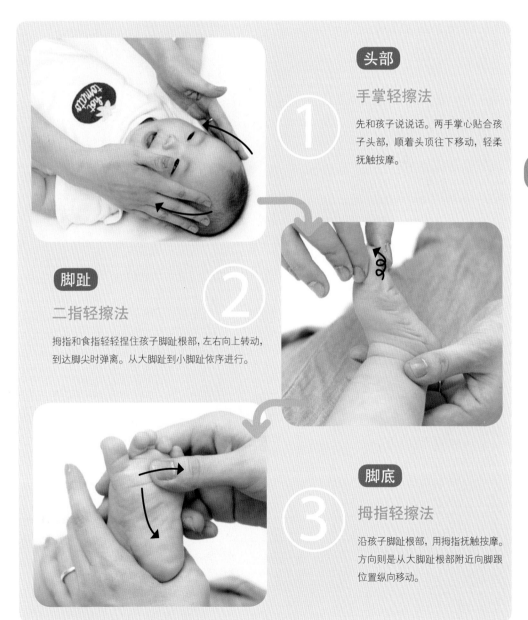

头部

1 手掌轻擦法

先和孩子说说话。两手掌心贴合孩子头部，顺着头顶往下移动，轻柔抚触按摩。

脚趾

2 二指轻擦法

拇指和食指轻轻捏住孩子脚趾根部，左右向上转动，到达脚尖时弹离。从大脚趾到小脚趾依序进行。

脚底

3 拇指轻擦法

沿孩子脚趾根部，用拇指抚触按摩。方向则是从大脚趾根部附近向脚跟位置纵向移动。

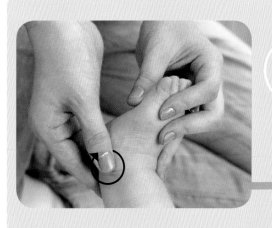

④

脚踝周边

拇指轻擦法

用拇指指腹，从脚尖向脚踝画圆移动，
抚触按摩至孩子的外侧脚踝。

⑤

膝盖

运动法

双手握住孩子脚踝，使其膝盖与股关
节呈弯曲状，左右摇晃双腿，摇晃时，
让膝盖碰到地板。

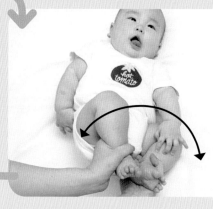

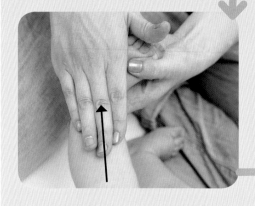

⑥

腿部

四指轻擦法

使用拇指以外的四根手指，从孩子
大腿外侧顺直而下轻轻抚触按摩直
到脚踝。

背部

手掌轻擦法

手掌紧贴孩子背部，从后颈一路
往下抚触按摩至腰部。

⑦

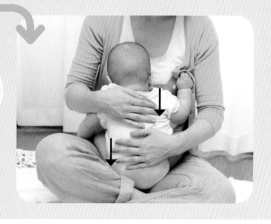

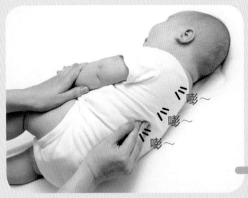

背部

8

拍打法

手呈碗状，从孩子臀部上方到后颈，进行有节奏的轻拍。

腹部

9

手掌轻擦法

两手手掌紧贴孩子腹部，左右双手交替着从上到下抚摸孩子肚子。

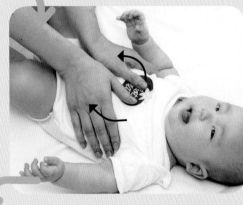

肩部至手腕

10

四指轻擦法

用拇指以外的其他四指，从孩子肩膀向下抚触按摩到手腕外侧。

全身

11

手掌轻擦法

最后用整个手掌进行"整理动作"，从孩子头部、胸部、腹部、腰部、大腿直到脚尖一路抚触按摩下去。

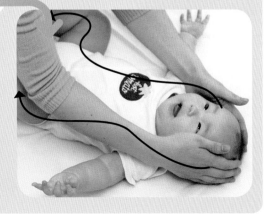

PART
2
学起来！摸摸揉揉让宝宝更健康

31

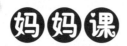

妈妈课

不可错过的抚触按摩快速掌握秘诀

不要因为过于关注如何对孩子倾注满腔爱意而弄巧成拙了。抚触按摩时需要特别注意以下几条事项。

绝对不可以强拉！

孩子的关节发育尚未完全，周围肌肉组织还很脆弱。妈妈抚触按摩四肢时，切记不能强行拉拽，要尽量保持孩子身体的自然弯曲状态。

禁止保持沉默！和孩子愉快搭话

抚触按摩时如果妈妈沉默不语，不知不觉中就容易用力过猛，也无法把开心的情绪传达给孩子。妈妈可以一边唱唱歌，多问两句"很舒服吧"，一边进行按摩。即便孩子还小，无法回答，无疑也能拉近彼此距离。

从孩子 1 个月大开始

基本的抚触按摩动作，必须在孩子长到 1 个月以后开始。并且最初不能马上进行全身抚摸，应该先从手脚开始让孩子习惯一下，再慢慢扩展至全身。

记住这不是医疗行为

家庭抚触按摩不是医疗行为。如果孩子本身患有重病、慢性病，或处于服药期间，身体状况不佳，请务必事先咨询医生。因书中所介绍的抚触按摩动作或游戏而造成的一切损伤及相关问题，恕作者和出版方概不负责。

注意不要用太大力！

即使看似轻柔的动作，也有可能对孩子来说太用力。大人应该抱着谨慎再谨慎的态度，怀着"一点力气就有效果"的想法，小心减轻抚摸力度。特别是对月龄还很小的孩子，更得注意动作的轻柔。

孩子不乐意，必须立马停止

抚触按摩过程中孩子表现出不乐意甚至哭闹，请立即停止动作。当然，也许只是孩子一时心情不佳，但也有可能是哪里突然不舒服了。无论如何不要勉强孩子，停下来观察一下他的身体状况再决定是否重新开始。

请勿按压孩子头顶

孩子脑部发育尚未成熟，头骨间卤门部位有缝隙，非常柔软。在给不满 1 岁半的孩子抚摸时，特别注意不要按到此处。到了孩子 1 岁半左右，卤门就会自然闭合。

观察情形，调节次数

对孩子抚触按摩每种动作的次数如下：未满 1 岁，每种动作 2～3 次；1 岁以上，每种动作 5～6 次。生长发育情况不同，按摩次数也不同。请根据自家孩子身体状况进行调节。发现孩子不乐意了，不要勉强他，请立即中止。

超简单！20多种
常见病抚触按摩来搞定

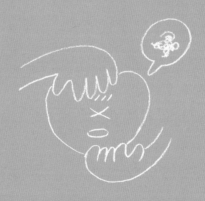

抚触按摩让妈妈对孩子的身体拥有最直观的认识，

不必等到病症出现，

妈妈根据孩子发出的不适信号，

平时有针对性地按摩薄弱环节，

就能有效预防并缓解常见病症。

了解日常身体状态，
进行一些防患于未然的抚触按摩。
一旦发现孩子身体有任何异常反应，
记住必须尽快处理。

读懂孩子肌肤发出的身体不适信号

当妈妈对孩子的抚触按摩变成习惯时，相信无论是通过孩子表情还是体温，都会察觉到每天的一些细微变化。事先了解孩子健康时的正常身体状态和他的小习惯，就能在发现孩子有任何不良反应时，迅速明白症结所在。

孩子幼小时还不能用语言交流，只能通过哭闹来表达自己的诉求。就算稍大一点会说话了，让孩子准确说出自己哪里不舒服也是很困难的。因此，通过感觉孩子肌肤的状态，读懂肌肤发出的身体不适信号，十分重要。

抚触按摩防病于未然

身体偏凉性，呼吸较弱，吃得少……孩子体质让人担心。有些疾病就是由这些娇弱体质引起的。

所以我们首先了解孩子的体质特点，然后对异常薄弱的部分进行针对性抚触按摩。

抚触按摩效果当然也因人而异，但不管怎么说，平时就注意身体护理，对孩子的健康成长非常重要。

发现身体异常时

觉得很奇怪，立刻送医院！

在家做的抚触按摩不能当作疾病的主要治疗。如果发觉孩子和平时表现明显不同，切勿自下判断，还是要尽快找到专业医生就诊。

进行一些缓解症状的护理

可以尝试一些缓解身体不适反应的按摩方法，这多少能让孩子舒服点。孩子生病时，不光是妈妈，他自己也会感到不安。通过亲肤接触，可以让孩子安心。

孩子常见身体异常反应

清楚了解孩子身体类型，能有效预防不良症状的出现。

孩子有了一定行动力，加上好奇心旺盛，一有不称心就闹脾气。如果你家孩子经常这样，那他属于容易兴奋的类型。

在这样的孩子身上可以发现以下症状

❖ 夜哭症
❖ 爱咬东西
❖ 焦躁（发怪声）
❖ 假性近视
❖ 容易抽筋

▶P36

比起在室外快乐地玩耍，更喜欢待在家里。这种类型的孩子通常肠胃功能较弱，有时也会食欲不振。

在这样的孩子身上可以发现以下症状

❖ 便秘
❖ 拉肚子
❖ 食欲不振
❖ 特应性皮炎
❖ 尿布疹

▶P42

呼吸功能较弱，频繁发生感冒，鼻子容易不通畅。这一类型的孩子对于气温变化很敏感，面色苍白，肌肤干燥。

在这样的孩子身上可以发现以下症状

❖ 感冒
❖ 咳嗽
❖ 流鼻涕
❖ 花粉过敏症
❖ 小儿哮喘

▶P48

精力变化无常，时好时坏，碰到一点小事就会害怕。这一类型的孩子无法长时间集中精神、没有耐性。

在这样的孩子身上可以发现以下症状

❖ 夜尿症
❖ 睡觉时磨人
❖ 怕生
❖ 脾气暴躁
❖ 易疲劳

▶P54

* 未满1岁，每种按摩动作2～3次，1岁以上5～6次。由于存在个人差异，请妈妈们观察孩子状况自行适当调整。

情绪不稳，爱的抚触最需要

夜哭症、爱咬东西、焦躁（发怪声）假性近视、容易抽筋——这类孩子精力旺盛，一有不称心就会闹脾气，给他做些安抚性质的按摩吧！

一不如心意，情绪立马不稳

有夜哭症、爱咬东西、焦躁、假性近视和容易抽筋等症状的孩子，通常好奇心强、精力非凡。但毕竟生长发育尚未完全，实际能做的事情非常有限，空有那么多好奇心和探索周围的欲望。于是就很容易变得情绪不稳定。

另一方面，当事情没有朝着自己预想的进行，还被父母一通折腾，也会让孩子感受到压力。即使孩子刚出生不久，父母也可以把接下来要做的事情预先"通知"给孩子，例如"明天我们乘公交车去××哦""明天妈妈早上出门，你要帮忙做准备哦"等等。尽可能给孩子营造一个安心、轻松的环境。

先从预防开始 以下抚触按摩动作可以消除日常堆积的压力。请给孩子做一做吧。

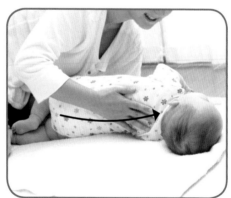

背部

从下到上抚摸

让孩子侧躺，从腰部到后颈下方，以单手手掌顺直抚摸上去（手掌轻擦法）。过程中保持眼神交流，和孩子说说话。

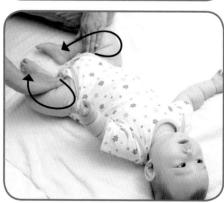

腿部

由内向外抚摸

从膝盖上方开始，用四根手指向上抚摸孩子两腿内侧。到达大腿根部后，改为用手掌从上到下抚摸两腿外侧。

试一下吧 夜哭症

很遗憾，目前还没有针对夜哭症的根治方法。如果孩子哭得很凶，父母不要心急，等孩子冷静下来后，再做一些轻柔的抚触按摩。

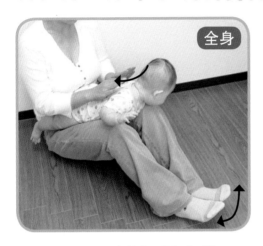

让孩子卧躺于膝盖间进行抚摸

妈妈背靠墙壁，膝盖弯起坐直。让孩子卧躺于自己膝盖上方，用手掌部分从上至下地抚摸孩子背部（手掌轻擦法），同时妈妈的双腿双脚有节奏地上下起伏。这个动作能吸引孩子的注意力，让他立刻安静下来。

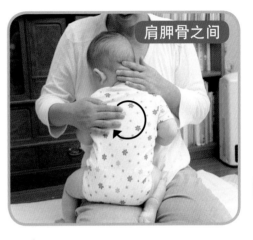

肩胛骨中间画圆式抚摸

妈妈用整个手掌，顺时针方向画圆式抚摸（手掌轻擦法）。适合孩子停止哭闹之后进行，能使他迅速平静。如果孩子哭得很凶的话，可以用手抚按他的背部（手掌贴附法），等待他安静下来。

 调整生活节奏，白天多多运动

一般来说，孩子过了新生儿期之后，夜里哭闹的情况逐渐减少。但有一些孩子，明明晚间睡得好好的，没什么肚子饿、尿布湿了、房间太热或太冷之类的明确原因，却突然就哭得厉害。有时一晚上能哭个两三回，不抱起来哄哄就哭得根本停不下来。

这种情况的解决对策其实很简单，建议父母好好调整生活节奏，日夜张弛有度，或者白天带孩子出门散步、做些运动以提高夜晚睡眠质量。但是，这些办法都不能彻底解决问题。向大家推荐一个从幼儿心理学上来解决的办法：用毛毯把孩子身体卷好，只露个头在外面（注意观察孩子的状态）。此方法的原理在于，身体被稍加捆紧后，唤醒了孩子在妈妈肚子里时的记忆，使他感到安心。

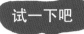

爱咬东西

孩子爱咬妈妈，也许是在说"妈妈看看我吧！"

这时候，妈妈一边注视着他一边进行抚触按摩，可谓是解决孩子爱咬东西这一坏习惯的好办法。

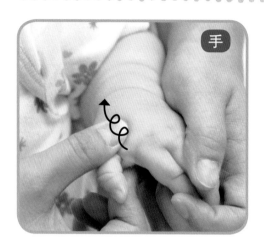

手

捏住指间部分，左右转动

用拇指和食指，轻轻夹起孩子拇指与食指之间的肌肤（二指轻擦法），然后朝着手腕方向，不断轻轻转动按摩。

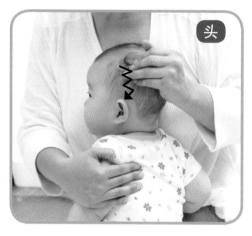

头

摩挲脑袋两侧

孩子脑袋两侧，用拇指以外其他四根手指的指腹（四指轻擦法），从上至下轻轻按摩。按摩过程中可以让孩子侧躺下来，以便于操作。

 ## 爱咬东西也可能是心理问题

为什么喜欢咬东西？年龄不同，原因也各不相同。最初时，咬东西就像小狗嬉戏玩闹一样。这种类似撒娇的行为不需要太过干预。孩子稍微大点后，咬东西替代了说话。比如想要的玩具被拿走了，心里想着"自己正准备玩呢"，却无法用言语表达出来，于是直接用"咬"来表现。还有时候，孩子纯粹只是想一个人待着，也会突然咬人。

再接下来，孩子会把咬人当作吵架的方法，为了赢别人，打、踢、咬都用上了。无论什么年龄，孩子有爱咬东西的习惯，肯定是存在心理方面的原因。建议适度观察孩子的情绪后，再来解决这个问题。为了让孩子彻底停止这一行为，妈妈需要足够的耐心和时间，中间要体谅孩子的心情，不厌其烦地教导他如何用其他更好的方法表达自己。

焦躁（发怪声）

几乎所有孩子都会焦躁。孩子表情开始不自然，快要生气的样子，那就是他心情烦躁快要爆发的信号。趁孩子还没开始大闹一通，赶紧进行按摩抚慰一下吧。

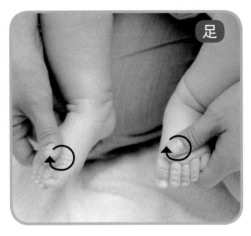

足

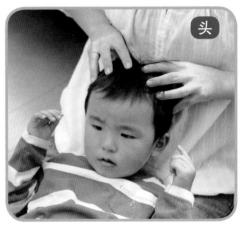

头

脚部画圆式按摩

用拇指指腹，以顺时针方向给孩子双脚做画圆式抚触按摩（拇指轻擦法）。可双手同时操作，也可以一只手操作另一只手辅助。

头部按摩

用四根手指指腹部分抚触按摩孩子头皮（四指轻擦法）。注意要均匀按摩整个头部。在孩子似乎立马就要"撒泼"时做此动作，能够平稳他的情绪。

 ## 问题孩子更需要妈妈关心与守护

　　孩子从1岁左右就开始有了自我意识的萌芽，随着年龄的增长，自我主张越发强烈。但由于身体机能的发育速度跟不上，孩子想做的和实际能做到的事情相差甚远，这时候又无法用语言表达诉求，于是只能急不可耐地发怪声、咬东西了。

　　虽然状况因人而异，但是孩子在发育阶段，多少都会有这样的表现。因此不必过于担心，妈妈们用自己的母爱从容应对吧。如果孩子的这种负面情绪已经爆发出来，妈妈要耐心，等待他静下心来。

　　夜哭症、爱咬东西、焦躁、发怪声、容易抽筋等，这些症状都源自相似的心理原因。妈妈要接纳孩子的这种情绪反应，理解发生这些问题的原因。

试一下吧

假性近视

一旦发现孩子看电视时头往前伸，或者喜欢眯着眼睛看。家长必须及早给他进行矫正。在孩子视力发育彻底完成之前，加以正确的用眼训练，对预防近视具有良好效果。

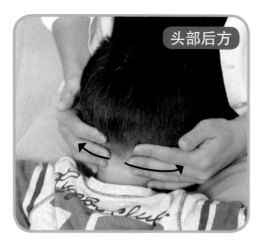

头部后方

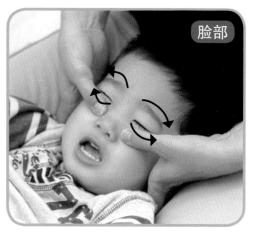

脸部

沿后颈发际线左右移动

妈妈将双手放于孩子后颈部的发际线处。用四根手指从中间向外侧进行按摩（四指轻擦法）。将妈妈手心的温度传递给孩子，动作要轻柔一些。可以让孩子的头枕在妈妈膝盖上。

轻触眼部周围

妈妈用拇指指腹，从孩子小脸中间开始，从眉毛上方、眼睛下方向耳朵处移动（拇指轻擦法）。其他四根手指放于孩子耳后。孩子的眼部周围非常敏感，拇指轻轻滑过即可，注意力度要轻。

 ## 早发现、早训练，预防效果显著

　　正常来讲，人的眼睛无论是看远处还是看近处，都能自动调整焦距，从而在视网膜上清晰成像。如果这个功能无法正常发挥，看东西就会模糊不清。我们把这种情况叫作"屈光不正"。婴儿出生时视力发育不全，可以说是极度远视眼。随着生长发育，视力越发趋于正常，到6岁左右视力功能基本发育完全。因此，如果在孩子3岁时，发现他眯着眼睛看东西，看电视凑得很近，还经常摔跟头等情况，请及时进行眼科检查。

　　在假性近视变成真性近视之前，一定要限制孩子看电视的时间，看东西也不能眯眼睛，让眼睛得到充分休息。相反，父母如果置之不理，孩子则很容易发展成真性近视。

容易抽筋

眼睛眨一眨，肩膀抖一抖，头晃一晃……

孩子抽筋时，切忌叮嘱"快停下来"这样的话，应当扫除孩子压力的来源。

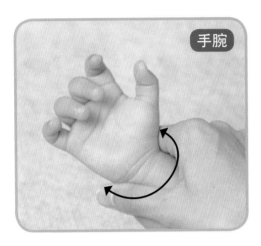

手掌包覆手腕转动

妈妈用整个手掌，轻轻包覆住孩子的手腕，然后左右转动（手掌轻擦法）。整个过程中无须用力，要点在于轻柔。站着也好坐着也行，可以采取任何姿势。

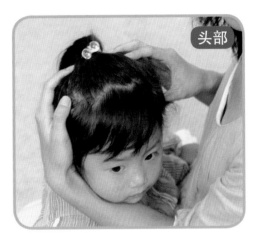

从发际线按摩至头顶

妈妈手指指尖略微弯曲，用四根手指指腹进行按摩（四指轻擦法）。从孩子额前发际线到头顶，以Z形路线摩挲上去。此手法有助于消解孩子压力和紧张感，舒畅身心。

 营造一个没有紧张感的生活氛围

　　抽筋，是指身体某个部位频率很快地抽搐、痉挛，本人意志却无法控制的一种症状。原因通常被认为是心里不安、有压力、有心结等。但实际上，就算没有这些心理原因，孩子也会抽筋。

　　由于压力、紧张感而突然抽筋，这样的孩子不在少数，不过大部分在短时间里就能恢复正常。在孩子还不能很好表达自我感受的时候，有些家长会说"快点快点""好好说话"等让人焦虑的言语，这样孩子会变得愈发紧张，极有可能使症状进一步恶化。

　　要想化解抽筋这个症状，最关键的是营造一个让人心情舒适的生活环境。不要总是反复叮咛、责骂孩子。

肠胃消化不好，妈妈揉揉就好了

便秘、腹泻、食欲不振、特应性皮炎、尿布疹——这些症状通常是肠胃消化系统不适引起的，必须对凉性食物忌口。除进行抚触按摩外，别忘了让孩子适度运动。

尽量少吃凉性食物

有这些症状的孩子，大多不爱去外面玩耍，喜欢在家待着。这样的孩子原本消化功能就不是很好，加上季节更迭造成食欲不振，就会变得很没有精神。

商店卖的冷饮、加冰饮料等，一年四季都要避免给孩子饮用。如果孩子要吃冰淇淋，只能在白天吃，夜晚要禁止食用凉性食品。还要注意不要给孩子过量喂食点心。家长最好多带孩子到室外玩耍，让孩子展现本来活泼的一面。

先从预防开始

以腹部为主，针对孩子容易发凉的部位认真地进行抚触按摩，让身体暖和起来。

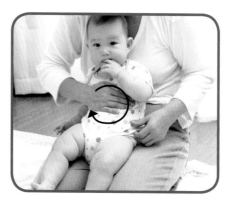

腹部

顺时针方向画圆抚摸腹部

以孩子肚脐为中心，用整个手掌以顺时针方向抚摸他的腹部（手掌轻擦法）。抱着孩子或者让他坐着、躺着进行都行。

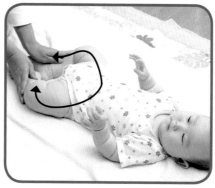

腹部到腿部

从肚脐开始到腰部、大腿、脚踝

从孩子肚脐开始到腰部，然后通过双腿，一直到达脚踝，用整个手掌轻轻抚摸下去（手掌轻擦法）。到达孩子双腿时请按摩腿的外侧。

便秘

婴儿便秘可以说是常态，大部分由不良生活习惯引起。可以从调整日常生活开始。脚部运动法对此很有效哦。

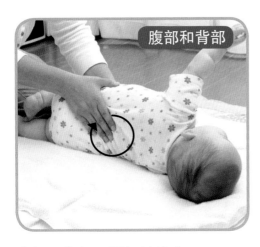

腹部和背部

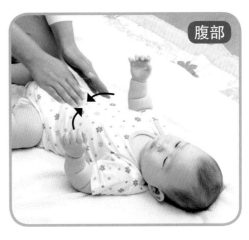

腹部

腹部、背部画圆抚触按摩

妈妈把两手手掌各放在孩子肚子和背上，双手同时以顺时针方向画圆抚摸（手掌轻擦法）。也可以两手不动，就这么放着以手温温热孩子肌肤（手掌贴附法）。上下两处同时被抚摸，孩子心情会变得很好。

从外向里抚摸

两手手掌各放在孩子腹部两侧，一只手向肚脐方向聚集孩子的肌肉，左右手交替进行（手掌轻擦法）。在这个过程中，保证两手不同时离开孩子身体。

调整孩子的饮食与生活节奏

　　每个孩子每天大便的次数和量相去甚远，所以不能简单地说"几天没拉了就是便秘"。但是如果比一般情况稍长的时间没有通便，孩子表情看上去也有点不自然，那么基本可以判断孩子便秘了。对于消化器官还未发育完善的孩子来说，便秘可谓是经常发生的"小状况"。诱因多为消化功能不良等。另外，孩子和大人一样，出门旅行或者有压力时也很容易便秘。大多数情况下这是由不良生活习惯引起的，妈妈平时在家注意调整孩子的饮食生活，改善生活节奏，尝试一些舒缓的按摩就能解决。如果这样做后仍无法缓解便秘状况，就要请妈妈带孩子去看医生。因便秘去医院定期服药的婴儿，其实并不在少数。

腹泻

孩子有难以查明原因的腹泻，请先记下他的每日大便次数及形状。如还发生呕吐，担心孩子体内水分不足，请尽早就医。

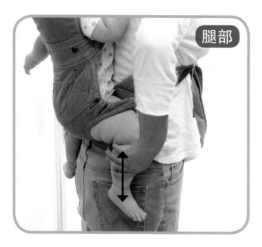

腹部和腿部一起温热

将孩子背在身后，用自己的身体温热他的肚子。然后两手握住身后他的小腿肚，从小腿肚到脚踝进行上下按摩（手掌轻擦法）。

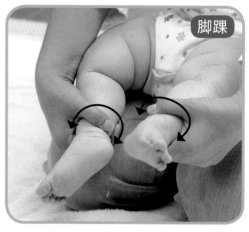

画圆式按摩

双手轻轻握住孩子脚踝稍上的部分，进行画圆式按摩。在这个过程中，妈妈只要左右转动自己的手腕即可（手掌轻擦法）。

 ## 补充足够水分，同时预防尿布疹

　　孩子的便便原本就比较稀，因此较难辨别他到底是不是拉肚子。可以观察这次的便便是不是跟平时的比起来水水的，如果是并且次数还比平常多，基本上可以判定为腹泻。

　　腹泻容易引发脱水，所以请给孩子补充足够水分。特别是伴有呕吐症状时更易脱水，需要格外警惕。可选择白开水、麦茶、专供婴幼儿饮用的饮料等对肠胃无刺激的饮品，每次给孩子少量饮用。另外推荐苹果泥和胡萝卜汤，两者对肠胃都很温和，有助于吸收水分，缓解腹泻症状。食物上，除了婴儿辅食，还可以喂给孩子一些白粥、菜粥等易于消化的食物。

　　腹泻也容易引起尿布疹，家长要勤换尿布。孩子屁屁脏了，不要用蛮力擦拭，要通过淋浴或者在澡盆里洗干净。

食欲不振

每个孩子食欲情况参差不齐，但只要孩子健康，就没有必要和周围同龄孩子过于比较，孩子的食量基本上也不会变化太大。但需注意，孩子突然食欲不振很可能是生病了。

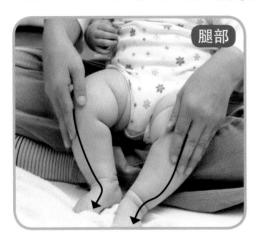

腿部

抚摸腿部外侧

用双手手掌按摩孩子从膝盖下方到脚尖的部分（手掌轻擦法）。此手法重点在于抚摸腿部外侧。对于还没学会抬头的孩子，妈妈把膝盖伸直后坐下，让他坐在自己的膝盖上进行。

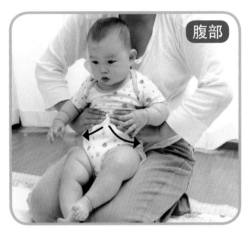

腹部

双手左右展开

先把两手放在孩子肋骨下方，手指并拢，将整个手掌紧贴着孩子的身体。然后两手同时向左向右进行抚摸（手掌轻擦法）。

 ## 只要体重增加就不必担心胃口问题

　　有些孩子吃得多，有些则吃得少。就食欲来说，孩子和成人一样也是因人而异的。看到孩子某次吃得少就担心，吃得多又放心，发现没周围孩子吃得多又开始担心，这样纠结的妈妈挺多的。只要孩子体重有所增加，看上去也活力充沛，一般就没什么问题。相反，如果太纠结于育儿书中所写的"标准食量"，强逼着孩子吃，倒有可能会导致孩子食欲不振。

　　如果自家孩子突然吃不下东西，家长就得考虑孩子是否生病了。通常这是感冒的前兆。也有可能是口腔溃疡，孩子吃东西很疼引起的食欲下降。如果孩子不吃东西同时伴有拉肚子和呕吐，则一般是食物中毒；发现大便呈白色，则有可能是"婴儿秋季腹泻"引起的肠炎。无论哪种状况，单靠一点点外相表征很难判断准确病情，还是推荐家长立刻就医，不要耽误病情。

特应性皮炎

成因不明，压力是大敌。

妈妈平时要多和孩子进行交流，让他感到安心。

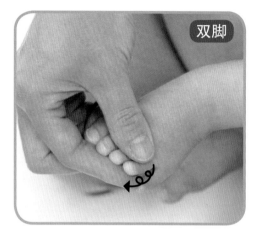
双脚

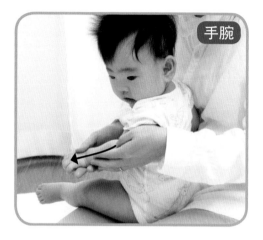
手腕

转动脚趾肌肤

用拇指和食指轻轻捏住孩子大脚趾根部，以转动的方式朝脚尖方向抚摸（二指轻擦法）。到达脚趾甲两侧后停下，手指突然弹离脚尖。可以按照从大脚趾至小脚趾的顺序逐个进行。

从肘部抚摸至指尖

用手掌轻擦法从孩子肘部按摩到指尖。此手法重点在于搓摩手腕外侧（晒到太阳的那一面）。进行时，妈妈将孩子侧抱着更容易操作。

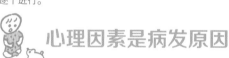

心理因素是病发原因

　　特应性皮炎一般诱因不明，治疗也需较长时间。多数和压力有关，只要压力一大，病情就会趋于恶化。孩子出湿疹后就不能对其进行大量亲肤接触了，因此家长平时要和孩子经常进行亲肤交流，使之安心。

　　可以将孩子抱在手上，每天对他说"痒痒的地方一定会好的哦"。虽然出现病症的原因是身体方面出了问题，但是心理因素关系着之后症状的好坏变化。患有特应性皮炎的孩子大多性格敏感，不喜欢把感情外现出来，较为内向。可以让他们在大自然环境中自由玩耍，以缓解压力。通过这一方法使病情转好的例子有很多。但是提醒家长不要过分相信民间偏方，必须在医生指导下使用类固醇类药物进行医治。

尿布疹

因为尿布覆盖而使肌肤产生的炎症，就是"尿布疹"。

婴儿得了尿布疹会感到非常不舒服，所以需要家长平时注意勤换尿布、保持清洁，做好预防工作。

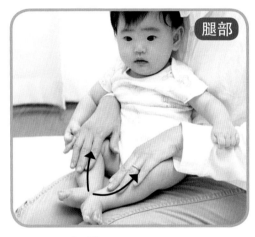

腿部

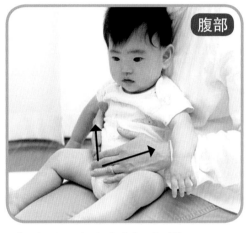

腹部

从下到上抚摸双腿

双手放于孩子脚腕稍靠着内侧的部分，然后向上一直抚摸到大腿处（手掌轻擦法）。此手法可以一边抱着孩子一边进行。通过这样的双腿按摩，促进孩子尿布疹区域的血液循环。

由肚子正中央向侧面抚摸

两手手指并拢，将手掌放在孩子肚脐下方正中的位置。双手同时向左右移动（手掌轻擦法）。可以一边抱着孩子一边进行。此手法不但能提高肠道功能，还能使尿布疹尽早痊愈。

保持清洁、干燥是预防关键

　　婴儿的肌肤很薄，皮脂分泌量很少，非常娇嫩，因此对于外界刺激的承受力较弱。

　　而且整日穿着尿布，尿布内侧的汗液和尿液产生的湿气很大，使皮肤容易产生伤口。再加上尿液和排泄物中一些成分的刺激，极易引起肌肤炎症，于是就有了尿布疹。得了尿布疹，会使和尿布直接接触的肌肤变得通红，更严重的会出一粒粒小疹子，磨破后流脓。这么一来，肌肤瘙痒、刺痛，实在难受。

　　那么如何预防尿布疹呢？首先要做到尿布勤于更换，保持孩子屁屁清洁和干燥。尤其是孩子拉便便后，应仔细擦拭干净，但注意绝不能用力擦。孩子肌肤很柔弱，擦拭这个动作本身就会刺激皮肤，更容易让孩子得尿布疹。

除了可以进行锻炼呼吸器官的按摩之外，还要经常带他出门，注意让他积极运动。

感冒、咳嗽、流鼻涕、花粉过敏症、小儿哮喘——有这些症状的孩子对气温变化十分敏感。

室外玩耍是锻炼呼吸系统的好办法

这一类型的孩子通常呼吸系统功能薄弱，经常感冒。扁桃体肿胀、鼻塞等类似情况也时有发生。并且这样的孩子对气温变化相当敏感，季节更替时需要特别注意调理身体。

趁外面天气好，家长请多带孩子去室外玩耍吧。孩子运动完出很多汗，原本苍白、干燥的肌肤变得红润，对外界刺激的抵御力自然变强。如果父母希望孩子达到锻炼呼吸功能的目的，可选择在温暖的时节里多给孩子进行全身性的抚触按摩。而在秋冬两季，选择几个重点部位进行就够了。

先从预防开始　　经常做锻炼呼吸系统的抚触按摩，打造孩子不易感冒的强壮身体吧！

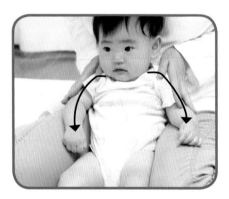

上肢

从肩部抚摸至手腕

从孩子肩部附近，沿着手臂外侧一直抚摸到手腕处（四指轻擦法）。双手同时进行。

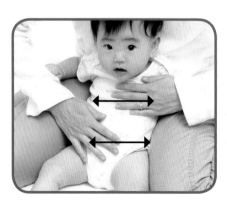

腹部

在肚脐的上下位置左右来回按摩

将双手手掌分别放在肚脐上下位置，然后分别向左向右平行进行按摩（手掌轻擦法）。

感冒

无论小孩还是大人，感冒是"近在身边"的疾病。
感冒可以通过空气传播，所以为了保护孩子，需要全家人配合。

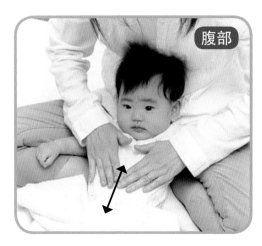

腹部

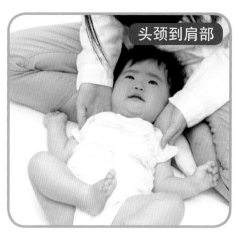

头颈到肩部

上下抚摸肚子

将手掌放在孩子胸前，双手朝下腹部方向滑动，抚摸整个肚子（手掌轻擦法）。在孩子感冒的时候使用此手法可以让孩子身体舒适，调整肠胃状态，提升自愈能力。

温热后颈部，阻挡感冒侵袭

从后颈部到肩膀，用整个手掌轻柔温热地抚摸（手掌轻擦法）。感冒初期，此手法可帮助孩子建起一道"屏障"，使症状不会进一步恶化。抚摸过程中妈妈盘着腿，把孩子头放在两腿间，更易操作。

 ## 外出玩耍最能强化身体素质

　　出生6个月以内的孩子，在妈妈肚子里已获得了一定的免疫力，因此不容易感冒。如果孩子受感冒病毒感染，3天之内出现打喷嚏、流鼻涕、发热、咳嗽等症状，或者还会四肢酸痛、腹泻、呕吐，妈妈也不必担心，一般3天后体内高温退去，这些症状就会逐渐消失。

　　得了感冒，身心需要静养。有感冒征兆或者已经患了感冒，也不要给孩子穿得太厚，衣服轻薄一点，抵挡风寒即可。特别注意孩子头颈、手腕、脚踝这三个地方别被风吹着。

　　预防感冒有三点：平衡膳食、充足睡眠、适度运动。千万不要因害怕感冒而躲在家里，去室外反而能增加孩子身体的抵抗力。一般夏季到秋季是锻炼孩子抵抗力的最佳时机，家长不要错过。

咳嗽

孩子咳嗽不止,请注意观察怎么个咳法。有些咳嗽,可能是因为孩子身体有了严重的疾病,这种情况更需要早期护理。

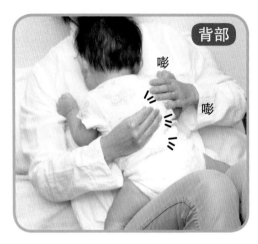

轻拍背部

妈妈背靠墙坐下,将孩子抱在身上让他保持前倾的姿势,使他的腹部贴在妈妈前胸。妈妈双手呈碗状,从上到下轻拍孩子背部(拍打法)。

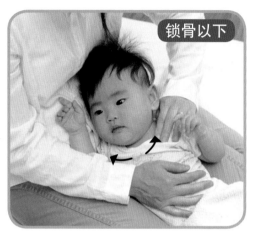

沿锁骨从内向外抚摸

用四根手指指腹,在孩子锁骨下方从中间向两边抚摸(四指轻擦法)。结束后,用同样方式抚摸另一侧锁骨。此手法有助于提高呼吸功能。

 ## 这些咳法预示有重病危险

　　咳嗽不停,不单单感冒时才会发生。久咳不止、食欲不振,或者咳的样子和以往不同,极有可能是孩子得了支气管炎或肺炎,应当尽早就医。孩子呼吸不畅、脸色看上去很痛苦,可能是呼吸困难所致,即使在深夜发现这一情况,也必须即刻送医。如果孩子突然大咳不止,有可能是吞食了异物,呼吸道阻塞。

　　对于咳个不停、痛苦不堪的孩子,可以先把他竖直抱起来,顺畅气管。然后搓背、拍背,一般就不会咳痰了,呼吸也会变得轻松很多。

　　空气干燥容易引起咳嗽,建议家长最好在室内放置加湿器,或者将洗涤的衣物和湿漉漉的毛巾放在室内以增加空气湿度。

流鼻涕

孩子鼻涕流得厉害导致呼吸不畅，会影响母乳的喂养。妈妈最好及时、仔细地为孩子清理鼻孔。那些黏黏的有颜色的鼻涕更需要妈妈特别注意。

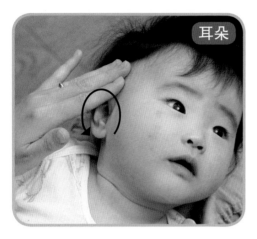

耳朵

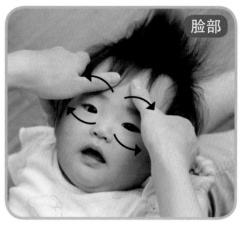

脸部

耳朵周围快速画圆式抚摸

用四根手指指腹对孩子耳朵周围肌肤进行从前向后轻轻画圆式抚摸（四指轻擦法）。如果孩子出生时间不长，尚是婴儿，使用一根拇指就行（拇指轻擦法），其他四根手指置于孩子头后。

抚摸额头

用拇指指腹，从孩子额头中间和鼻翼分别向两侧进行按摩（拇指轻擦法）。中间过程一定要慢慢地、轻轻地，将其他四根手指放在孩子耳后固定，这样孩子也会感到很安心。

 观察孩子如何流鼻涕，进行针对性护理

　　孩子流鼻涕、鼻子堵塞，是常有之事。但因为流鼻涕导致鼻孔堵塞、呼吸不畅进而影响母乳的喂养，就非常严重了。这时候不要强硬催促孩子，可以喂一会儿休息一会儿，慢慢来，同时仔细清理孩子的鼻涕。

　　可以用婴儿专用棉棒、市售的吸鼻涕器具来清理，只是实际操作时许多孩子会很抗拒。如果能记住可让鼻涕自然流出的按摩手法，那就方便多了。鼻涕能处理得干净，感冒也能迅速痊愈，请妈妈们多多练习吧。另外，用热毛巾放在鼻子下方，或者在房间放上加湿器，也可使孩子呼吸更通畅。

　　如果孩子流出来的鼻涕是那种黏黏的，呈黄色、绿色或茶色的，妈妈就需要提高警惕了。孩子可能是感染了什么病毒，务必立即送医院接受治疗。若置之不理，甚至会引起中耳炎。

花粉过敏症

花粉症的发病人群趋于低龄化，无论大人还是孩子，从外面回家后应立刻换下衣服，并且洗涤衣物后不要放到室外晾晒，这些方法可以或多或少减轻症状的发生。

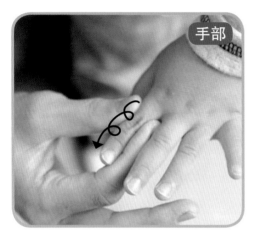

从手指根部到指尖转动式按摩

用拇指和食指轻轻捏住孩子手指根部，朝指尖方向进行转动式按摩（二指轻擦法），最后从手指的指尖弹离。按照这个手法从拇指到小指依次进行。

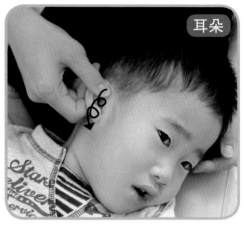

耳根处从上到下画圆式按摩

用拇指指腹在孩子耳根位置，从上至下画圆式按摩（拇指轻擦法）。如果孩子还是 3 岁以下幼儿，仅仅轻轻活动孩子耳根，别让孩子觉得痛。到达耳垂时，可稍微向下拉伸。

 ## 给孩子做过敏体质检查

　　无论大人还是孩子，得花粉症人数比例逐年递增，发病人群也呈低龄化趋势。过敏体质多属遗传，但相关疾病本身并不会遗传给下一代。因此即便父母有花粉过敏症，孩子也不一定会得，切勿太过悲观。

　　通常来讲，当最初的抗原体进入我们体内后，身体会产生抗体，所以，即便花粉症发作也会推迟到下一个季节。因此可以这么说，1 岁不到的孩子基本不会花粉过敏。螨虫、房间灰尘和宠物因素引起的过敏反应，基本上和花粉过敏是一个原理。并且小孩过敏时的症状和成人相同，都会出现流鼻涕、打喷嚏、眼睛发痒等，如果您发现自己的孩子有这些症状，请立刻去做过敏体质检查。

　　那么如何抑制过敏症发作呢？最重要的就是不能让孩子挑食，饮食多样化、平衡膳食是减少过敏的最佳途径。

小儿哮喘

小儿哮喘与植物性神经紧张有关。通过有肌肤接触的按摩，可以扫除孩子不安情绪。但是如果发现孩子呼吸急促，出现异常，请即刻就医。

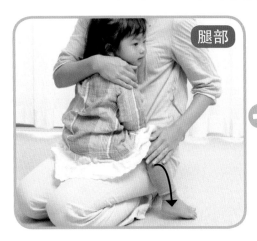

腿部

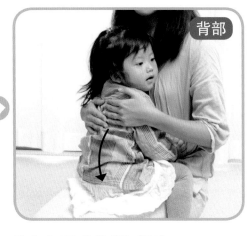

背部

手掌温热孩子双腿

抱着孩子，前胸和孩子肚子贴紧，然后用手掌从孩子大腿到脚踝慢慢抚摸下去（手掌轻擦法），让孩子感受到妈妈掌心的温度。过程中请始终让孩子保持前倾姿势。

从上向下"嘭嘭"轻拍

将整个手掌紧贴在孩子后颈下方，顺直向下进行抚摸（手掌轻擦法）。然后两手呈碗状，以稍快节奏从上到下"嘭嘭"轻拍（拍打法）。

 亲密的抚触按摩，抑制孩子过分紧张

　　小儿哮喘的发病，与植物性神经过度紧张有很大关系。即便这次将哮喘治疗好了，基本将来也都会复发。更严重的是，孩子看到周围有人哮喘发作，或是注意到父母不安的神情，就会突然发病。植物性神经过度紧张的诱因就是哮喘者害怕哮喘发作时的不安和痛苦，从而会让自己更加紧张，进入一个恶性循环。哮喘发作时让孩子直起身体，衣服穿得宽松些，多补充水分，这样会让呼吸顺畅些。

　　如何抑制孩子的紧张不安呢？拥抱疗法最有效。哮喘发作时，吸入抑制药物，本身就会让孩子感到不安。如果在喂药时，让孩子坐在妈妈膝盖上读本书，让他习惯和妈妈保持温暖亲密的交流，看看效果如何。

夜尿症、睡觉磨人、怕生、脾气暴躁、易疲劳——与寒性体质不无关系。平时要注意给孩子保暖，保证充足睡眠与规律生活。

因腹部、腰部受凉产生的不安感，一并扫除！

发觉孩子前段时间还在室外活力四射地玩耍，最近突然喜欢闷在家不出门了，他的精神时好时坏，或者发现孩子不能长时间集中注意力，无论做什么都坚持不到最后。有时候看上去挺有活力挺积极，但只要碰到一点小事就害怕得不行。出现这样状况的话，不是光提供给孩子足够营养的食物就可以慢慢恢复的，首先得让孩子睡饱，过有规律的生活。

腹部、腰部和双腿容易发凉，受凉后孩子会感到不安。可以做些暖身按摩让他安心。

先从预防开始　　　推荐做一些能和妈妈紧密进行亲肤交流、不仅暖身还能养心的抚触按摩。

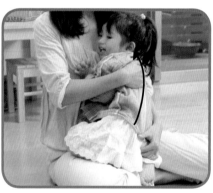

腰部到头颈

腰部到头颈部的按摩

抱起孩子，让他的前胸与肚子紧贴妈妈身体。将手掌放在孩子腰部，然后手向头颈部移动（手掌轻擦法）。

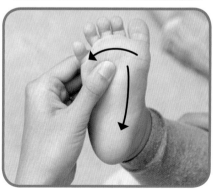

脚底

拇指指腹轻抚脚底

用拇指指腹，从孩子大脚趾趾根依次按摩到小脚趾趾根（拇指轻擦法）。接着从大脚趾趾根纵向按摩到脚跟位置。

夜尿症

夜尿症的一个成因，据称是因为孩子没有感受到足够的爱意。孩子尿床后不要责骂他，首先家长要好好回想一下，之前有没有给予孩子充分的关心。

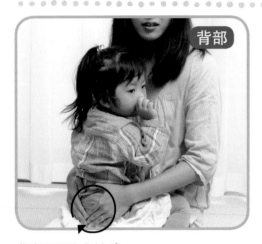
背部

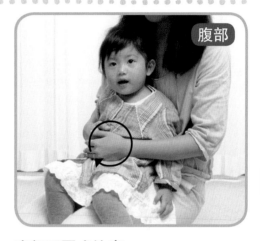
腹部

背部画圆式按摩

使孩子面向妈妈，让他的前胸和肚子贴着妈妈。妈妈将手掌放在孩子腰部，顺时针进行画圆式按摩（手掌轻擦法）。利用妈妈体温温热孩子肚子，背部也以同样方式轻柔按摩。

腹部画圆式按摩

妈妈将孩子抱坐于膝盖上，然后把手掌放在孩子的腹部，以肚脐为中心顺时针方向画圆，进行按摩（手掌轻擦法）。力量适度，让孩子安心。

 对待尿床的孩子，妈妈也不能动怒

夜尿症，是指孩子晚上睡觉时无意识的排尿现象，一般孩子到 2 岁左右时就会停止，如果 5 岁以上孩子还是经常发生这种情况的话就需要引起父母的警觉。夜尿症的原因多种多样，有糖尿病、膀胱炎等显著原因引起的，也有一些原因不明的。大多数夜尿症无须特别治疗，随着年龄的增长都会自愈。如有前面所提到的有明显疾病的需另当别论，必须专门治疗。

孩子患有夜尿症，有时和缺少父母关爱不无关系。也许，尿床只是为了得到大人更多宠爱和关心而发出的信号。特别是一度已经解决的尿床问题却再次发生时，原因极有可能就是如此。所以作为家长，孩子尿床时绝对不能叱责。

睡前和孩子进行足够的亲肤接触，让他安心平静下来，不失为一个解决夜尿症的好办法。

睡觉磨人

睡前安抚好孩子很重要，比如读读绘本、唱唱歌，和孩子做一些小"仪式"。

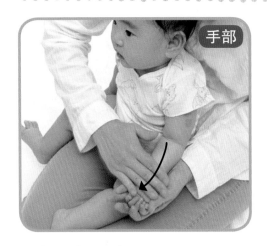

手部

按摩手肘到手掌

用四根手指，从孩子手肘内侧按摩至手腕，最后到达手掌中央（四指轻擦法）。需要注意的是，按摩的是晒不到太阳的手肘内侧，不要弄错了哦。另一只手也做同样的动作。

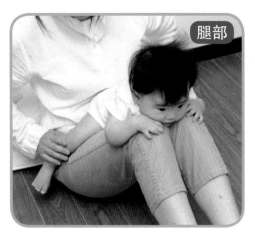

腿部

按摩腿肚子

妈妈将膝盖弯起，让孩子趴在上面，然后用手掌从上到下抚摸孩子的小腿肚（手掌轻擦法）。把脚有节奏地抬起放下，孩子就会安静下来。这时可以用另一只手轻拍孩子背部。

 ## 扫除临睡前的不安与不快

　　婴儿一感到困倦，植物性神经的平衡就会被打乱，导致心情不好，有时还会哭泣。还有一种说法，说是因为婴儿害怕睡着，所以感到困乏时才会觉得不安，甚至哭起来。无论哪种观点，睡觉前闹脾气在婴儿时期很常见，没必要特别担心。调整好生活节奏，白天带孩子到外面活动活动身体，到了晚上他就不会那么兴奋了。那有什么好方法可以扫除孩子临睡前的不安与不快呢？抱起来走两步，拍拍背，或者陪着他一起睡，都可以让孩子睡得更安心。

　　除此之外再推荐给大家一个好方法，每晚睡前做同一件事作为"入眠仪式"。比如给孩子读绘本，或者关掉灯唱唱歌，孩子不知不觉就睡着了。

　　这么一来，每次做这件事时，孩子就能自动理解"现在是该睡觉的时候了"，从而起到助眠的作用。

怕生

怕生，是孩子成长的一个标志。妈妈不用急于强行纠正，在一旁细细观察孩子的各种反应吧。父母可以先把孩子带到小孩子聚集的场所，让他习惯习惯。

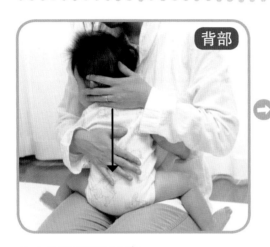

从上至下轻柔按摩

妈妈用整个手掌紧贴在孩子头颈下方，然后向下移动，一直按摩至孩子臀部上方（手掌轻擦法）。整个过程中可把孩子抱起，让孩子的前胸和肚子贴着妈妈，这样更能让他安心。

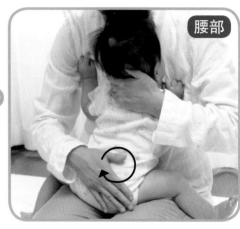

臀部上方画圆式按摩

让孩子面向妈妈坐在妈妈腿上，妈妈用整个手掌对孩子臀部上方进行画圆式抚触按摩（手掌轻擦法）。按摩的重点在于慢慢地、有节奏地进行，这样有助于缓解孩子的紧张感，起到镇定心情的作用。

不强迫孩子让别人抱，求得周围人的理解

一般孩子在出生 6 个月左右时开始怕生，长到 8 个月时达到怕生"高峰期"。但每个孩子又有不同，有些孩子 4 个月大时就开始怕生了，一直长到 1 岁左右可能都会这样，您一定碰到过这样的尴尬事吧。不妨积极接受这些，把这看作是孩子成长的证明，想办法逐步建立孩子和他人的关系。

其实孩子之所以怕生，是因为心里不安："我是不是要和最喜欢的人分开了？"或者和他人交流时不是自己喜欢、习惯的节奏。家长可以先和祖父母、朋友们等打个招呼，告诉他们自家孩子正处于怕生期，取得他们的谅解之后，就不会出现孩子被强抱的状况了。如果妈妈和周围人关系良好，那么孩子也会认为"因为是和我最爱的妈妈亲近的人，应该没问题"，自然也放下了戒备心。

脾气暴躁

孩子发脾气时，越是去正面压制他，越会有反效果。推荐让孩子玩荡秋千、蹦床等一些锻炼身体平衡的游戏，培养孩子的情绪控制能力。

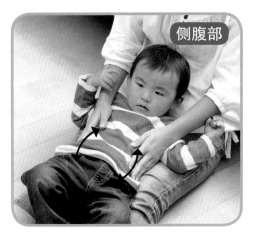

腹部两侧的按摩

妈妈把双手手掌夹放在孩子侧腹部，从腋窝下方到腰部上方来回进行抚摸（手掌轻擦法）。如果孩子觉得痒，可以加少许力度。

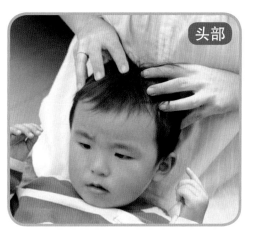

从额头按摩至头顶

妈妈将四根手指指腹放在孩子头上，从额头按摩至头顶（四指轻擦法）。只按摩孩子额头时，单用拇指指腹（拇指轻擦法）按摩就可以。

 ## 支持孩子的想法

孩子从出生到学走路的一到两年间，情绪波动剧烈，自己的想法没有被满足，就会大发脾气、哭闹。要让孩子控制好自己的情绪，光告诉他忍耐是远远不够的。应该让孩子亲身体验周边的事物，这样他就能慢慢变得能真正抑制住自己的冲动，学会控制自己。

当然，如果孩子想做什么事情，但凭一己之力无法做到，却又硬要坚持时，妈妈可助他一臂之力，而不是对他说"那种事你现在还不能做"，父母必须齐心协力给予孩子支持。因为即便是在父母的帮助下获得的成功，也能成为孩子独立处理事情的原动力。

试一下吧　易疲劳

妈妈调整一下生活节奏吧！每天早晨按时起床，白天带孩子去室外玩耍、动动身体。
请让孩子多参加能活动全身的游戏。

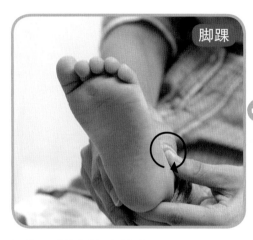

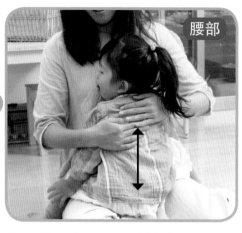

拇指画圆式按摩外脚踝

用拇指指腹，对孩子外脚踝进行画圆式按摩（拇指轻擦法）。如果孩子属于易疲劳类型，妈妈最好每天早晨按时起床，一起床就给孩子做这个按摩，这样孩子也会很舒服地醒来，效果更佳。

肩胛骨下方至腰部的按摩

妈妈双手手掌置于孩子肩胛骨下方附近，慢慢向下按摩至孩子腰部（手掌轻擦法）。提醒妈妈们在按摩前后留出活动孩子身体的时间。

 孩子经常喊累，表明抗压能力弱

　　孩子的身体一般不容易产生疲劳。如果有这种情况，可能代表身体抱恙。要是孩子自己开口说"好累啊"，基本上分为两种状况。

　　一种是身体真的疲倦了。原因多为熬夜或生活不规律。早晨起床时交感神经无法正常运作，上午或一整天脑袋都不清醒，这样马上就会感到疲乏。如果孩子生活规律，作息安排正常，疲乏状况就能解决。

　　另一种是因为身体的些许不适，觉得不爽而喊累。由于现在的孩子抗压能力较弱，如果妈妈全盘接受孩子的任性要求，要什么给什么，那么他就会变得讨厌做费力气的事情，也不懂得忍耐。因此，妈妈要慢慢改变对待孩子特别宠溺的态度，让他得到锻炼。

PART
3
超简单！20多种常见病抚触按摩来搞定

59

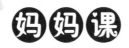

抚触按摩，治愈的不仅是孩子的身体

在此，我们收集了一些已实践过按摩法的"妈妈经验谈"，惊奇发现按摩法不光对孩子有好处，妈妈也受益匪浅哦。

感受孩子柔嫩肌肤，每天都有被治愈感。

我是一名新手妈妈，刚当妈妈时即便抱孩子也只会一种抱法，更别说抚触按摩了，加上心理上无法一下适应这种亲密而感觉很不好意思。在我不知所措时，一位妈妈朋友介绍给了我《乖，妈妈摸摸就好了》。一上手觉得挺容易操作的，慢慢按照书中说的就学会了如何抚摸孩子。通过抚触按摩，孩子和我越来越亲近，轻柔地按摩孩子滑嫩的皮肤，感觉自己都被治愈了呢。

史夏（28岁）

自从开始抚触按摩，孩子的夜哭症好多了。

我家孩子几乎每晚都会哭闹个不停，弄得我自己也睡眠不足。后来在偶然间知道了这个抚触按摩法。虽然之前已经尝试了解决孩子夜哭症的各种方法，但都没有明显效果，所以最初对这种按摩也是将信将疑。可是慢慢我发现，睡前给孩子抚触按摩确实能让他安静下来，似乎睡得比之前香甜，夜里哭闹的情况也明显减少。即便偶尔还是会哭闹，可我已能更从容地抚慰孩子了。这可是个巨大进步呢。

小拓的妈妈（25岁）

开始很抵触，最后彻底爱上了抚触按摩。

最初想给孩子做抚触按摩时，他非常不情愿，甚至大哭，怎么都不让我碰身体。我当时就想"这孩子可能不适合做吧"，所以就准备放弃了，后来尝试从孩子不怎么讨厌的地方一点点触摸，尽量让整个氛围轻松愉快些，同时也和孩子说说话。就这样挑战了几次，孩子的心房终于慢慢打开，不再抗拒。如今这孩子可是完全爱上了抚触按摩呢。

小雅（30岁）

即便孩子长大了，抚触按摩也是我们的特享时光。

孩子出生1个月后我就开始给他做抚触按摩。现在孩子满3岁了，每次对他说"我们来做按摩吧"，他就会停下手上正在玩的游戏开心地飞奔过来。我们两个抚触按摩的时间一般都是固定的，如果偶尔比平时晚了，孩子甚至会主动问我："妈妈，按摩还不开始吗？"虽然抚触按摩的动作基本一样，但孩子每次的反应都有些许变化，让我很是欣慰。如今，抚触按摩时间成了我与孩子享受亲子交流的重要时光。

小京（33岁）

促发育！不同年龄月龄，抚触按摩各有妙招

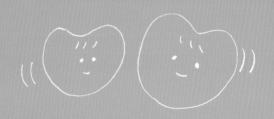

孩子每个月都有新的变化，

如果妈妈在孩子的不同年龄阶段

配合相应的抚触按摩，

就能让自己的孩子自然适应生长发育变化，

长得高，身体棒，头脑聪明。

亲子间的亲肤交流，对孩子生理、心理和感官方面的成长都具有深远影响。配合生长发育阶段进行抚触按摩，能促进孩子茁壮成长。

仔细观察不同阶段孩子的变化

按照不同发育阶段，照料孩子的方式也要相应变化。同理，抚触按摩的方法也要根据各个时期有所调整。而抚触按摩，无论在生理，还是心理、感官方面都和孩子的成长密切相关。因此父母有必要时常观察孩子状况，进行细心照顾。

勉强孩子接受抚触按摩只会有反效果

对于刚出生不久的婴儿，所谓按摩，大多数情况只是"抱抱"。在家里正儿八经地进行按摩，得在做完1个月诊查后。通过抚摸手脚等肌肤，可以让孩子熟悉身体的感觉。这种触碰，一般不会产生抚摸过度的问题。请尽情地"宠爱"孩子吧。

等到孩子会走路，几乎片刻都安静不下来时，孩子可能产生不愿意做按摩的情绪。特别在孩子2岁左右时，经常会反抗大人。这时如果家长强迫，只会造成反面效果。父母最好能够随着孩子年龄的增长，融入一些小游戏，让孩子享受其中。

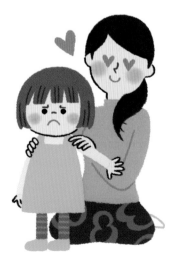

并不是说孩子长到多大，都可以进行抚触按摩。不要忘记，根据孩子的发育阶段，抚触按摩的方法也需要慢慢改变。

不同年龄、月龄孩子的抚触按摩法

孩子渐渐长大，亲肤交流的方法也要随之变化，仔细观察孩子，进行适合的亲肤抚触吧。

年龄	抚触按摩的基准
婴儿时期 （1～3个月）	这一时期的孩子，身体柔软，肌肤非常薄。妈妈可以先把手掌紧贴在孩子肌肤上，轻轻将其抱起。由于孩子触觉还很敏感，抚触方式最好有些变化，可以做做小游戏。
抬头时期 （3～5个月）	孩子身上开始有肌肉，身体越发结实。和婴儿时期一样，轻轻地将其抱起抚触。这一阶段重点在于融合一些游戏，增加变化。这时的孩子已经学会区分爸爸妈妈，因此和爸爸的亲肤交流也很重要。
坐稳时期 （5～9个月）	学会坐起后，孩子的视野一下子拓宽很多，能看到和成人一样的事物。不仅可以让他躺着进行抚摸，让他站着进行抚摸也OK。这一阶段的孩子刚开始吃断乳食物，可以肚脐为中心进行抚摸，帮助孩子更好地摄取营养。
站立时期 （9个月～1岁）	有些孩子非常喜欢站着，如果强迫他躺下按摩，会不情愿。倒不如就让他站着，父母可以快速地抚摸孩子的背部、腹部、腿部等处。另外融合些小游戏，孩子会更开心。
走步时期 （1～2岁）	孩子学会走步后，增加锻炼他平衡感和脚底触觉的抚摸。让孩子在阶梯或坡道上进行练习，为防止摔倒，可以让他扶着爸爸或妈妈的身体。表扬或批评时也别忘了进行亲肤交流哦。
2岁～	这个年龄阶段，表扬或批评管教时的亲肤接触，变得越发重要。两者都有助于培养孩子稳定的情绪。这一阶段孩子进入"叛逆期"，绝不能强逼他做事情。增加更多轻抚动作，随时都让孩子感到安心。
6岁～	这一时期亲肤交流的小游戏以及管教时的抚触很关键。孩子在学校遇到什么事，陷入不安、沮丧或没精神时，家长要多给孩子拥抱，补给孩子正能量。亲肤交流，可谓是倾听孩子心声的最有效方法。

怀孕期间，是激发母性最重要的时期。抚摸腹部可以与胎儿建立最初的牵绊，按摩脚趾还有调正胎位的功效。

抚摸肚子，心生母爱

怀孕期间，妈妈抚摸肚子，和腹中孩子说说话，就会促使体内分泌一种名为后叶催产素的荷尔蒙。不安抑郁的症状将有所缓解，妈妈也会感觉与孩子的关系更为紧密。从而越发觉得孩子可爱，等生产之后就会更加疼爱孩子。

从妊娠 17 周左右开始，腹中孩子有了全身触感。妈妈抚摸肚子产生的动静，可以通过羊水传递到腹中。这也解释了为何妈妈一摸肚子胎动就会很厉害。如果胎动激烈，就请试着和孩子玩"敲踢游戏"交流一下吧。

基本动作：双手抚触

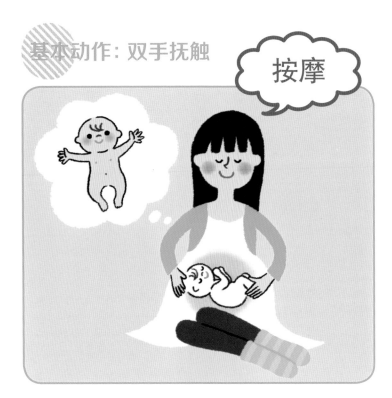

按摩

想象腹中孩子的样子，摸摸肚子吧

怀孕期间和刚生产完后，是激发母爱的最佳时期。特别在怀孕时，由于妈妈还见不到孩子，可以一边抚摸肚子，一边发挥一下想象力，想想孩子的漂亮模样，做好当妈妈的准备吧。妈妈可以问孩子，"现在你在干什么呢？""这里是你的小脑袋吗？"经常关注肚子的动静，和孩子进行"沟通"。

调正胎位

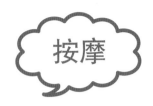

按摩

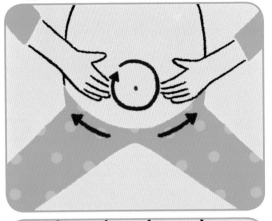

双手手掌在肚子上画圆
舒缓紧张肌肉

想要调整不正胎位，肚子里必须有一定空间，先来舒缓紧张的肌肉。把手掌放在肚子上，以肚脐为中心顺时针按摩。肌肉紧张的另一个原因是身体偏寒，想同时解决这个问题，请按摩大腿根部，使淋巴循环更为顺畅。

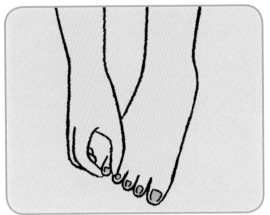

按摩调正胎位的穴位

在小脚趾外侧、趾甲根部有一个穴位叫作"至阴穴"，具有调正胎位的作用。用拇指和食指捏住小脚趾两侧，不断左右转动按摩，最后手指弹离。在另一只脚进行同样动作。

PART
4
促发育！不同年龄月龄，抚触按摩各有妙招

敲踢游戏

小游戏

孩子在肚子里乱踢，
妈妈也"咚～咚～"送去信号吧

这是一个加深母子纽带关系的小游戏，妈妈与尚不能"碰面"的孩子交流。在肚子里的孩子突然踢起来，母亲可以像回应召唤一样，在被踢的地方"咚～咚～"地轻敲。不一会儿，孩子就会开始回踢哦。

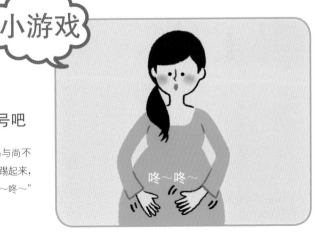

坐月子期间

婴儿出生时触觉最发达。建议妈妈爸爸多给予亲肤交流，让孩子感知关爱，增进亲子关系。

充分亲肤接触，紧系亲子纽带

怀胎十月终于呱呱坠地的小孩子，五种感官中触感最为发达。在孩子出生后 24 小时内，尽可能多多地抚摸孩子。孩子和妈妈有了充分的亲肤接触，就会感到浓浓的母爱，这不仅会促进孩子成长发育，还能牢固亲子纽带。

如袋鼠抱一般，妈妈将刚出生的孩子抱于胸口，这算是母子间早期的肌肤接触，可以帮助加深亲子间的感情。

另一方面，爸爸给予的肌肤接触与妈妈的同样重要，可以让孩子感受到更多的父爱。

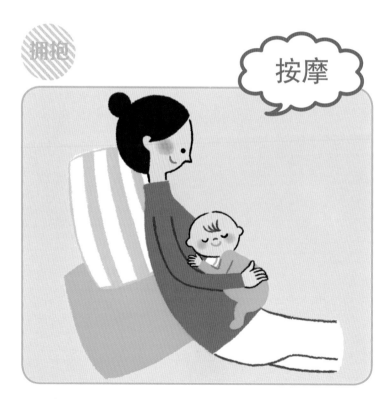

拥抱

按摩

温柔拥抱，进行抚触

妈妈两只胳膊将孩子拥抱入怀的动作，唤起了孩子在妈妈肚子里的回忆，让他备感安心。拥抱时，让孩子的头靠近妈妈胸部附近，脸扭向旁边。要是孩子身体哪里开始乱动，就用手轻抚安慰，回应他每一次喃喃自语般的召唤。母子间的信任感由此加深。

一边睡觉，
一边画圆抚摸

按摩

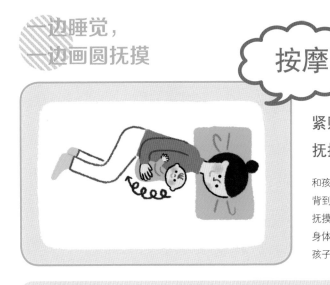

紧贴身体，
抚摸背部

和孩子面对面躺着。把手绕到孩子背后，按从头、背到腰的顺序，从上至下以螺旋向下画圈的方式抚摸。在整个过程中，妈妈的胸部、腹部、双腿等，身体的一部分需和孩子紧贴在一起，这样能平定孩子心绪。特别推荐想要哄孩子睡觉时进行。

小要领

产后妈妈也能以舒适姿势轻松完成

刚经历生产的新手妈妈大多数时间会躺在床上。而这一按摩方法，不需要起身就可轻松完成。妈妈和孩子以彼此最舒适的姿势，放松身体开始吧。

小脸蛋鼓鼓，
小肚子鼓鼓

小游戏

食指轻轻碰触孩子的脸庞和身体

以抚触方式激发孩子的感官感受。妈妈可以用食指轻轻戳碰孩子脸蛋儿、小肚子等身体柔软处。孩子仰面朝上时，尽可能一直看着孩子。抚触得越多，越能激发母爱。

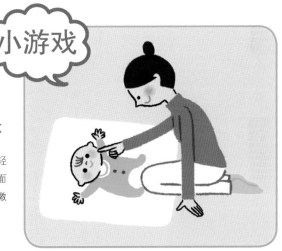

小要领

利用换衣间隙进行

这一阶段的孩子，大多数时间都在香甜地酣睡。没有必要特地喊起来按摩，倒是可以利用换尿布或换衣服的时机，积极地做点抚触按摩的动作。

伸展手脚时期

这一时期，最适合开始进行抚触按摩的基本动作。瞅准孩子身体、情绪状态上佳之时，妈妈帮助他伸展一下手脚吧。

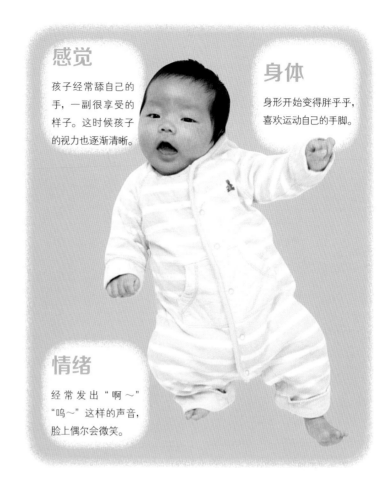

感觉

孩子经常舔自己的手，一副很享受的样子。这时候孩子的视力也逐渐清晰。

身体

身形开始变得胖乎乎，喜欢运动自己的手脚。

情绪

经常发出"啊～""呜～"这样的声音，脸上偶尔会微笑。

观察孩子各种各样的有趣反应

这一时期的孩子，一天中大半时间都在睡觉。因此妈妈要抓住孩子身心状态俱佳的时候进行抚触按摩。如果您家孩子是喝牛奶等非母乳喂养的，则特别需要足够的亲肤接触。通过抚触按摩，孩子会发出除哭声以外的其他有趣声音，有时还会笑，相信孩子的各种反应都会让你非常惊喜。

抚触按摩时，用整个手掌紧贴孩子身体，以使他感觉舒服的节奏，慢慢移动双手。这一阶段孩子十分爱哭，新手妈妈也许会不知所措，如果孩子哭得停不下来，请尝试用毛巾把他包裹着抱起来，或者给一个安抚奶嘴，使他感到一定的触觉刺激。

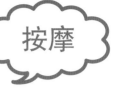

按摩

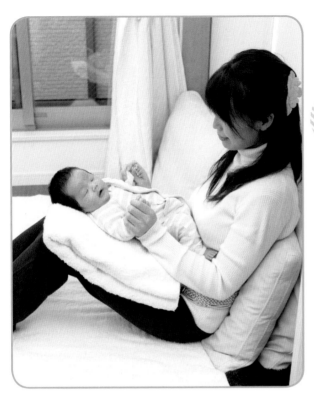

抱在腿上，
伸展手脚

抚摸手脚，促进感官发育

妈妈背靠墙壁，弯曲膝盖坐直，让孩子躺在自己的大腿上，小心握住他的小手小脚。手脚被触碰后，能让孩子意识到哪些地方是属于自己身体的。推荐妈妈在孩子身下垫一块毛巾，更易操作。

小要领
阳台、窗边或户外都可进行

呼吸室外新鲜的空气，不但有利于转换心情，对孩子身体成长也大有帮助。在阳台、窗户边上，通风好，还能聆听小鸟鸣啭，刺激了孩子的感官。只是有一点必须注意，别忘了阻隔紫外线的侵害，避免阳光直射。

婴儿时期的烦恼 Q&A

Q 痱子和尿布疹很严重，还可以抚触按摩吗？

孩子肌肤能保持干燥的话就没事，但操作过程中注意避开肌肤发红部分，只按摩周边，这样能让炎症尽早消退。但如果孩子发着烧，皮肤湿湿的，就不能做抚触按摩了。

Q 我家孩子头顶的骨头非常软，这正常吗？

说明头盖骨还未完全成形，头骨之间有一个叫作"卤门"的地方，现阶段还处于又瘪又软的状态，注意不可用力按压此处。等孩子长到1岁半左右，卤门处自然会闭合。

躺着踢踢腿

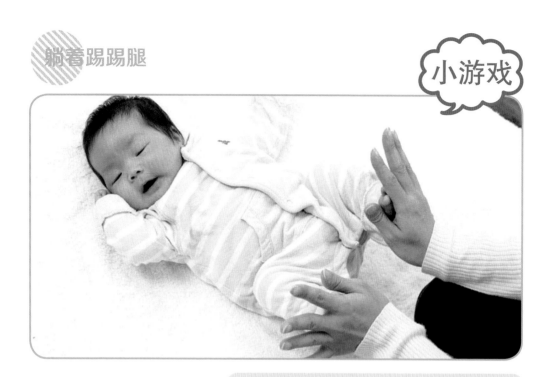

屈伸运动，享受游戏乐趣

这一时期的孩子，喜欢频繁地活动双腿，像骑脚踏车似的。妈妈可以和着这个动作，将孩子脚底板放在自己手心，只要他一踢就轻轻压回去。感觉类似于怀孕时期进行的"敲踢游戏"，这一游戏相当于是"敲踢游戏"的延续。

小要领

孩子是在用脚找妈妈

这一阶段的孩子，手脚活动非常活跃。只要你逗他，让他伸伸腿就能使他高兴半天。你还会发现，孩子有时候即使在睡着觉，也在用脚探寻妈妈的位置。孩子脚的感觉非常灵敏，在孩子踢腿时，父母可以多多抚触他的脚底，让他理解这是他自身的一部分。

发 育 的 标 志

出现这一现象，
说明孩子马上就会抬头啦

孩子仰面朝天时，自己会左右转动脖子，也能向上看着房顶，保持头部不动。存在这一情况时，说明孩子马上就能学会抬头了。这时候就算拉起孩子，让他抬起上半身，他也能保持头部和颈部一定的力度。

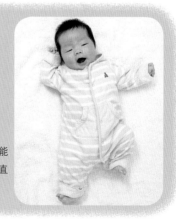

慢慢地，头部能够自己放正，直视你的脸庞。

抚触

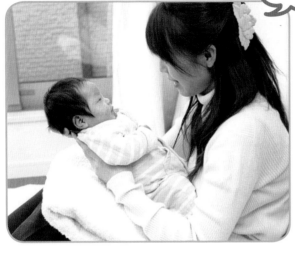

耳边传来妈妈睡觉时的呼吸声，孩子觉得非常安心

试着在能让孩子感受到自己呼吸的位置，慢慢呼吸。如此一来，孩子的呼吸节奏渐渐与妈妈的合拍，使孩子回想起还在妈妈肚子中的状态，达到助眠效果。

PART 4
促发育！不同年龄月龄，抚触按摩各有妙招

哭个不停，如何应对

抚触

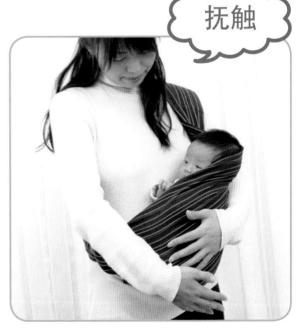

放入背带，轻拍背部、臀部

让孩子躺在婴儿背带中，他会感觉就像在妈妈肚子里一样，备感安心。如果家中无背带，可用毯子或毛巾包裹住孩子，让他只露出头，然后轻拍他的背部和臀部，这样就能平定孩子的情绪。

小要领
正确使用背带，进行亲密的接触！

背带让孩子和妈妈的身体更贴近，用于亲肤抚触再方便不过。但也要千万注意绑好背带，事先掌握背带的正确使用方法，以防危险发生。

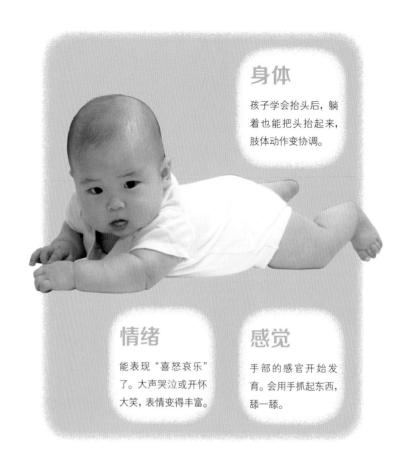

抬头时期

妈妈的抚触按摩可以扩展到手指等较为细致的部位。

逐渐开始掌握身体各个部位的感觉，

孩子能有意识活动双手，

这一时期，

身体

孩子学会抬头后，躺着也能把头抬起来，肢体动作变协调。

情绪

能表现"喜怒哀乐"了。大声哭泣或开怀大笑，表情变得丰富。

感觉

手部的感官开始发育。会用手抓起东西，舔一舔。

培养孩子身体的感觉

孩子学会了翻身后，视野变得开阔，总是会舔自己的手指、脚趾，慢慢开始知道身体的感觉。妈妈可以给孩子做些抚触按摩，促进身体感官的发育。体感是建立自我的基础，因此舒适的抚触按摩格外重要。另一方面，孩子开始会区分妈妈和爸爸，如果爸爸不好好地给孩子做抚触按摩，有可能会被讨厌哦。

另外，挠孩子的痒痒肉等动作也能让孩子慢慢掌握自己的身体感觉。孩子在这个过程中能被妈妈逗笑，说明与妈妈之间的信赖关系已经建立起来了。请多和孩子玩一些这种小游戏吧。

仔细按摩孩子的指尖

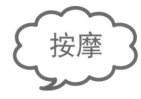

按摩

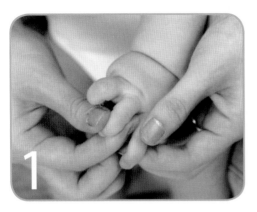

轻捏指间肌肤

用食指和拇指指腹，逐一轻捏孩子各个手指的肌肉。如果孩子握着拳头，手指并拢着，请轻轻掰开每个手指的指缝。

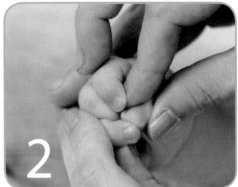

并拢手指

将孩子大拇指分别与食指、中指、无名指、小指，按顺序一根根地并拢起来。最后呈现全部手指合在一起的样子。

小要领

刺激手指感觉，学会抓东西

这个动作是为孩子学会抓东西做准备的。婴儿在这一时期，喜欢把手伸向眼前的玩具，开始会使用自己的手掌，但由于他还不能灵活利用指尖功能，所以需要家长对这些平时不常被触碰到的肌肤给予一定刺激，以加强身体感觉。

抬头时期的烦恼 Q&A

Q 我家孩子就算让他趴着，也不抬头，是不是还没学会啊？

实际上，有许多婴儿不怎么会俯卧，因此光从让孩子趴着来判断他是否会抬头，有些困难。可以观察一下，从仰躺着翻身起来时他是否能抬头。尝试从类似其他方面来确认吧。

Q 孩子一到傍晚就变得不耐烦，哭个不停。这是怎么回事？

这是许多家长在这一时期经常遇到的烦恼，俗称"黄昏啼泣"，又叫作"夜啼"。一般通过调节孩子的生活节奏来解决：白天让孩子多活动活动，午觉醒来后到晚上睡觉前，让他保持安静的状态。

轻柔按摩孩子的脸庞

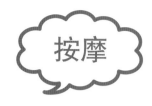

按摩

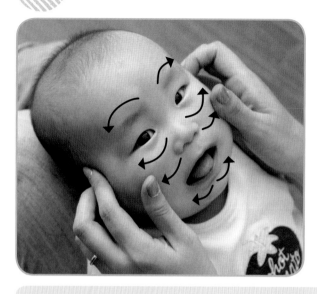

从脸部中央向外侧按摩

妈妈将四根手指靠在孩子的耳朵旁，进行按摩时只用拇指指腹。基本方向是从脸部中央至外侧，具体顺序为先眉毛上方，然后到眼睛下方、鼻翼两侧，最后到嘴巴下方。

小要领
孩子学会坐稳前，集中按摩脸部

学会了坐直，有些孩子变得讨厌被摸脸。所以要趁孩子还没学会坐，多多按摩孩子的小脸蛋，给予刺激，促进身体成长。

翻身练习

按摩

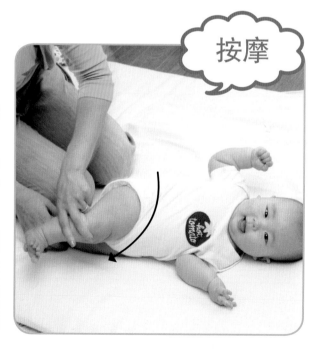

握住双腿，左右轻轻侧转身体

让孩子仰躺，抬起双腿，或是在孩子自己扭转身体的时候，妈妈握住双腿，慢慢让他向一边侧转。

小要领

将玩具或其他能引起孩子兴趣的东西放在身体一侧，这样孩子为了靠近，会有意识地想要翻身。

趴在妈妈肚子上做指头练习

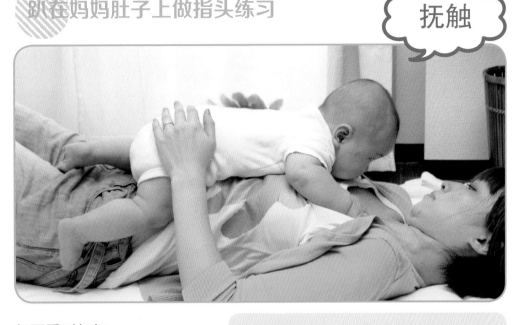

想要看到妈妈
抬头更积极

妈妈作仰躺状，让孩子趴在自己的肚子上。孩子因为想看到妈妈的脸，就会更积极地练习抬头。

小要领

晃动孩子的身体，也是种交流

妈妈仰躺着保持身体不动当然也可以。但如果偶尔晃动一下，孩子会更开心。

发 育 的 标 志

您家孩子会抬头了吗？

让孩子仰躺，握住他的两只小手，慢慢向上拉，如果孩子的脖子毫不费力跟着起来，表明孩子已经学会了抬头。或者让孩子俯卧着，看能不能抬起头左右活动头颈。

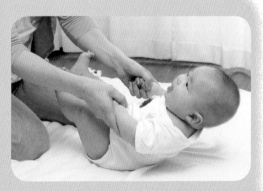

学会抬头的孩子想要起身时，脖子能够轻松立起来。

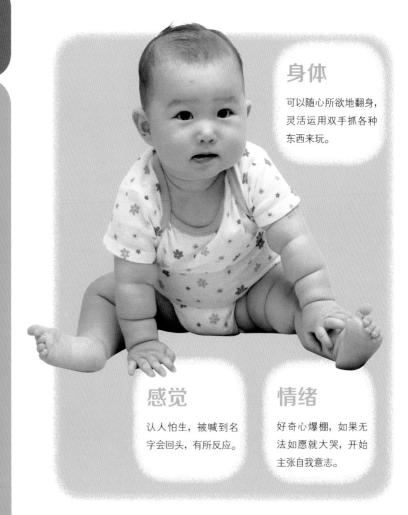

5～9个月

坐稳时期

孩子学会坐稳后，视野突然变开阔，好奇心更加强烈。他开始认人怕生，家长可通过抚触按摩给予孩子一定心理上的安全感。

身体

可以随心所欲地翻身，灵活运用双手抓各种东西来玩。

感觉

认人怕生，被喊到名字会回头，有所反应。

情绪

好奇心爆棚，如果无法如愿就大哭，开始主张自我意志。

认人怕生、追着妈妈，都是想被宠爱的表现

如果您发现孩子被不熟识的人抱就表现得很不安甚至大哭，证明孩子已经开始认人怕生了。正是因为与妈妈之间的纽带已然牢固，才显得如此不安。所以这一时期，没有必要强迫孩子让别人抱。一般来说，怕生的抗拒反应会随着孩子的长大自然消失，等到那时候再让孩子和别人有所接触吧。另外，这一阶段孩子还特别喜欢追着妈妈跑，这说明孩子想被妈妈宠爱。妈妈要给予足够的抚触按摩以满足孩子这种欲望。没有得到充分关爱的孩子，将来长大后，可能出现自我价值认同感低下的问题，容易缺乏安全感。

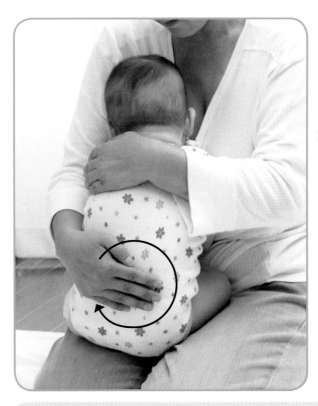

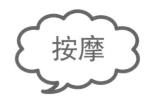

腰部画圆按摩

孩子的不安感自然平复

认人怕生以及追着妈妈跑的情况太严重，那就试着抱起孩子在腰部画圆进行按摩吧。按摩的同时，可以说些"没事的哟""放心吧"等安慰的话语，此方法能让孩子的不安情绪自然平复。

小要领

认人怕生，证明孩子能辨别妈妈与其他人

会认人怕生，是孩子能够区分妈妈与其他人最有力的证明。通过亲肤交流，可以消除孩子的不安全感。当然了，并不是说孩子一点都没有认人怕生的反应就代表他发育缓慢。这也有可能是个性差异，家长无须过分担心。

坐稳时期的烦恼 Q&A

Q 开始给孩子喂辅食了，但他非常抗拒，这是怎么回事？

只要能通过牛奶和母乳摄取营养就不必担心。不要光在旁边盯着孩子让他吃东西，可以给他"演示"一下自己吃饭的样子，借此告诉孩子饭很香很好吃。

Q 孩子总在地上爬来爬去，手脚很冷，在室内是不是穿双袜子比较好？

人的手脚具有散热功能，帮助发散体内热量，建议室内还是让孩子光脚比较合适。不过，容易脚凉的孩子，或者外出时为预防受伤，可以穿双袜子。

牙齿发痒如何缓解

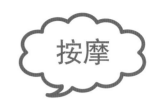

按摩

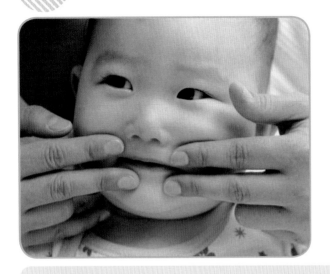

快要长牙时
按摩嘴巴上方

摸到牙床所在位置，妈妈用食指和中指分别压住孩子嘴巴上下两部分，从中间向两侧按摩。因开始长牙而引起的牙床发痒，也是导致夜哭症和孩子爱咬东西的原因。如发现自家孩子有这样的现象，请随时按此手法进行按摩。

小要领
使用磨牙棒

缓解牙床发痒的情况，推荐使用磨牙棒。孩子边咬着它边体验新鲜触感，自然会平静下来。磨牙棒的形状、材质多种多样，请自行挑选。

在妈妈膝盖上蹦跳

小游戏

利用妈妈膝盖做蹦跳运动

将两手放于孩子腋窝下，然后把孩子抱到自己的膝盖上，让他在自己的腿上做蹦跳运动。过程中，可以先把孩子身体轻轻提起，再让他一弹一跳地上下活动，孩子会表现得非常高兴。

小要领
玩得高兴，又锻炼腿部肌肉

重复这一动作，会使孩子的下半身肌肉得到一定锻炼。时间长了，孩子就能独立运用好腿部力量，也就能享受更广阔的视野了。

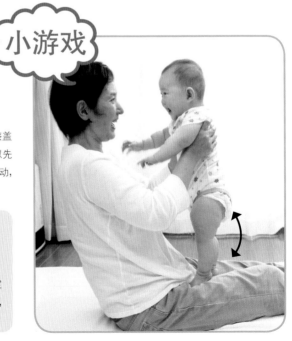

抛高高

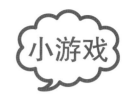
小游戏

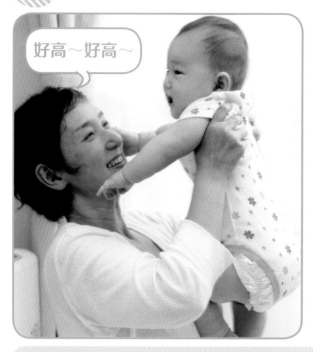

好高～好高～

享受高处与低处不同的视野

双手支在孩子腋窝下方，一边喊着"好高好高哦"，一边把孩子举到稍高于妈妈视线的位置。然后再一边喊着"好低好低呀"，一边把孩子降到接近地板的位置。

小要领

锻炼平衡感
促进大脑发育

这个小游戏，让孩子看到比平时更高或更低处的事物，体验不同的视角和视野。孩子们感到新奇，就会表现得很开心。另外，通过摇晃身体刺激孩子的平衡感，可促进大脑发育。但要注意上下幅度不能太大，小心孩子掉下来。

发 育 的 标 志

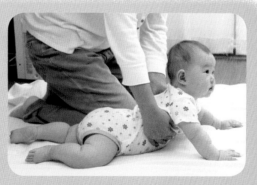

学会坐稳后！爬来爬去

孩子最初学会的坐姿呈前倾状。接着，慢慢不用双手支撑也能坐起来，再过不多久就会开始爬行。有些孩子还会突然学会站，妈妈见到了不要吓一跳哦。

孩子的爬行姿势可谓千奇百怪。可以让他俯卧支撑好自己的身体，进行爬行练习。

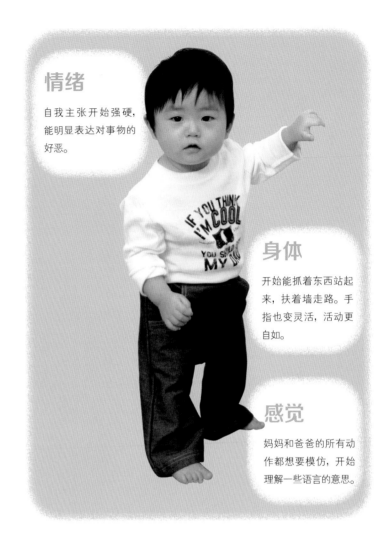

9个月~1岁

站立时期

孩子学会站立后，行动范围扩大。这一时期也是孩子非常好动的阶段。因此妈妈更要在抚摸的具体手法上下功夫，促进身体各项机能发展。

情绪

自我主张开始强硬，能明显表达对事物的好恶。

身体

开始能抓着东西站起来，扶着墙走路。手指也变灵活，活动更自如。

感觉

妈妈和爸爸的所有动作都想要模仿，开始理解一些语言的意思。

夜哭症对策——用襁褓

这一时期，许多家长面对孩子夜哭症的问题烦恼不已。大部分妈妈对于其中原因不清楚。有些孩子会哭一整晚，有些则哭个10分钟左右就睡了，不同孩子会出现不同的哭闹情形。虽然对此并没有一个彻底的解决办法，但是建议家长使用襁褓。在过去，这可是被各方认同的安抚的好方法。具体做法是，把孩子身体用毛毯裹起来，只露出脑袋，这样就会使孩子感觉如同在妈妈肚子里一样，感到安心。包好后，注意视线不能离开他。

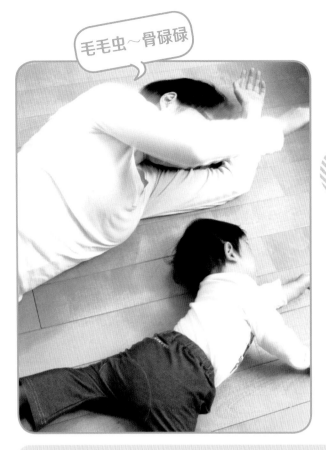

毛毛虫～骨碌碌

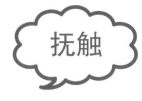

抚触

滚来滚去，乐在其中

"骨碌碌～"开心翻滚吧

这是妈妈和孩子朝同一方向一起翻滚的小游戏。嘴里边念"骨碌碌～骨碌碌～"边滚来滚去，欢乐更是加倍。如果妈妈没有表现得乐在其中的样子，孩子也不会开心，这样做的关键在于一起享受游戏。妈妈除了可以念着"骨碌碌"，还可以唱歌。

小要领

反向翻滚
变着花样玩

妈妈朝孩子翻滚的反方向滚去，先分开，然后再滚回来，离孩子越来越近，最后和孩子身体碰在一起，这样玩能让孩子乐好一阵。除此之外，可以变换各种花样玩，例如翻滚着追来追去，孩子在妈妈肚子上滚等。

站立时期的烦恼 Q&A

Q 孩子睡相差，刚盖上被子没一会儿就踢掉了。真担心得感冒啊。

孩子睡觉爱踢被子，说明身体热。不如换一条薄点儿的被子，或者给他穿少些。早上最容易让孩子着凉，建议睡前就穿那种不露肚子的睡衣或围上腹带。

Q 孩子非常好动，换尿布真是太费劲了。

可以挑战一些唱歌游戏，让孩子躺着的时候也心情好。另外，推荐使用站立时也能轻松替换的尿布。

按摩头部

按摩

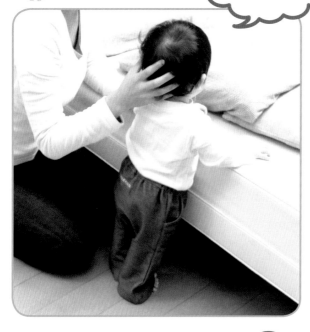

抓东西站立时
快速按摩

观察孩子是不是正准备抓着旁边东西站起来，趁这个时机把手放在孩子脑后，五根手指伸进他的头发里，用指腹搓摩。此手法要点在于，头部或腿部等身体部位每次只按一个地方，且在短时间里完成。不要等到孩子站起来跑来跑去才准备按摩，而是在他站着不动时立马进行。

小要领

开始走步时容易"走形"
需调整平衡感

开始走步阶段，也是平衡能力容易"走形"的时期。通过按摩头部来调整孩子的平衡感吧。

左右转动脚趾肌肤

按摩

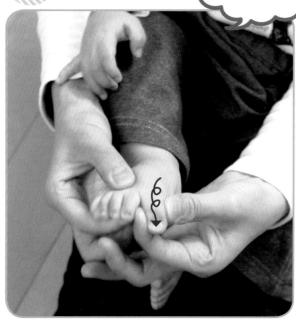

按摩脚趾

用拇指和食指对孩子脚趾两侧肌肤进行左右转动，这个动作就像是在扭动某个开关。当手到达趾尖时，手指突然弹离。按从大脚趾到小脚趾的顺序依次进行。孩子长大一点后，可以让他坐在妈妈的膝盖上，这样更易于操作。

小要领

模仿妈妈不走样
自己给自己按摩

妈妈给孩子按摩时，孩子目睹了全过程，不久之后就可以模仿妈妈自己做按摩啦！

晃晃悠悠骑脖子

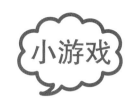

小游戏

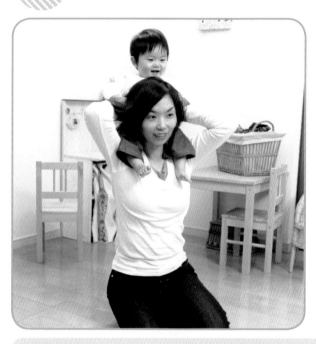

坐妈妈肩上
左右摇啊摇

妈妈跪坐于地板上，让孩子坐在自己肩膀上。妈妈双手牢牢撑着孩子两侧的腋下，让孩子坐稳。然后慢慢直立起上身。最后左右缓缓地摇晃孩子身体。

小要领

对着镜子玩更快乐

力气大的妈妈可以站起来。当然，也可以换爸爸来。对着镜子让孩子看到自己的模样，欢乐倍增。

发 育 的 标 志

从抓着东西站立，发展到扶着墙走路

刚开始，孩子还站不太稳，但随着肌肉组织生长，平衡感会越来越好，慢慢学会扶着墙走路，之后不用借双手之力也能做到自行站起。

已经站起来喽！

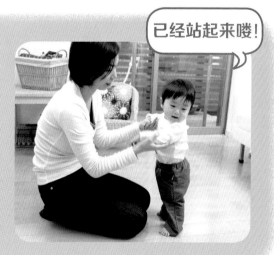

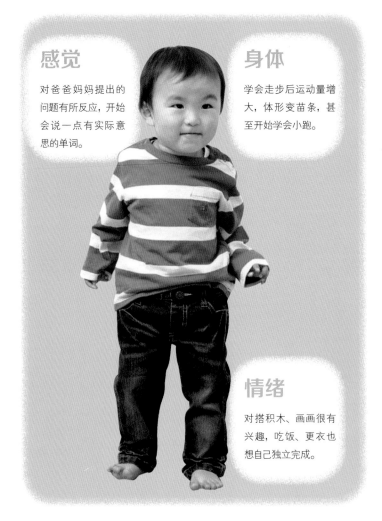

1岁～2岁

走步时期

孩子一开始虽然走得跟跟跄跄，但转眼间就能走得有模有样。可以通过在爸爸背上走等游戏，让孩子的平衡能力更加突出。

感觉

对爸爸妈妈提出的问题有所反应，开始会说一点有实际意思的单词。

身体

学会走步后运动量增大，体形变苗条，甚至开始学会小跑。

情绪

对搭积木、画画很有兴趣，吃饭、更衣也想自己独立完成。

鼓励孩子学会走路

学会走路，对孩子来说是件大喜事。只有掌握了脚下的感觉、掌控住自己的动作，孩子才能走得稳稳当当。妈妈试着让孩子从离自己身边较远的地方走过来，成功的话就给孩子献上一个大大的拥抱吧。这种小游戏会让孩子非常开心。

这一阶段，孩子对外界环境也表现出极大的兴趣。可以的话，建议妈妈让孩子在室外草地上走路。

人的脚底有很多穴位，在略有不平的地面上走路，可以刺激脚底穴位，促进全身脏器发育，有益于健康。

唱着歌，摸摸背

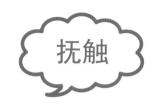

抚触

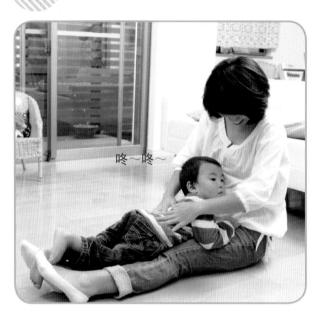

咚～咚～

看着孩子脸庞
唱些小曲儿吧

让孩子俯卧在妈妈腿上，妈妈一边唱着舒缓的慢歌，一边轻轻搓摩孩子的背部，还可以有节奏地轻拍，平复孩子的心情。让孩子的脸面向一侧，这样妈妈始终看得到他的表情。

小要领

唱唱慢歌，平复情绪

妈妈唱的曲目不限，孩子喜欢就行，但要注意，想让孩子安静下来，一般都唱一些节奏舒缓的歌。妈妈搓摩、轻拍的力度要小。

走步时期的烦恼 Q&A

Q 准备断母乳，但只要我不给喂奶，孩子就不肯睡。

只有给喂夜奶孩子才能安心睡着是吧？可以考虑在睡前做其他一些同样能让孩子安静下来的"仪式"性活动。

Q 我自己本身不太会说话，和孩子交流不顺利。

请不要想得太复杂哦。读读绘本，对孩子说的话有所回应，做到这点程度就行。另外，出门散步时，五官会受到更多刺激，两人交流的话自然就会多起来。

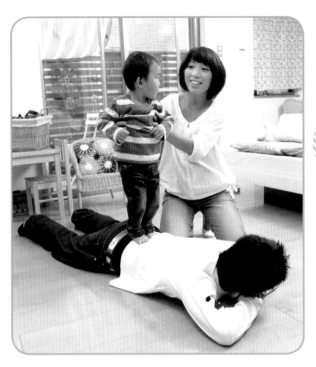

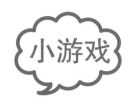

在爸爸背上走起来

孩子掌握平衡能力
享受各种触感

让孩子在爸爸宽厚的背上走起来吧。硬邦邦或是软趴趴的地方，能刺激孩子感受到各种各样的"脚感"。妈妈也别闲着，陪在孩子身边，孩子站不稳时扶一把。这个游戏，不仅让爸爸享受了一次背部按摩，对孩子来说，也是次很不错的亲肤交流呢。

在妈妈腿上走起来

孩子不摔倒就是成功

妈妈坐下伸直两腿，让孩子站在腿上，妈妈双手撑在孩子腋下，然后让他来回慢慢地走来走去。有了母亲的保护，孩子就能安心享受走步的乐趣啦。

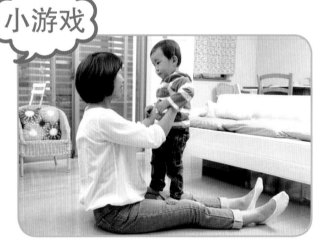

小要领

刺激脚底触感
锻炼平衡能力

和爸爸妈妈平常进行的抚触按摩有所不同，这两个小游戏主要是训练孩子脚底的触感，需要孩子小心走步，锻炼孩子的平衡能力。

有力气的小相扑手

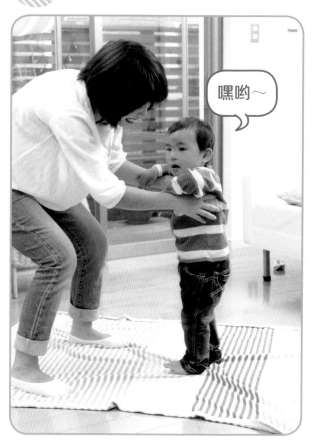

嘿哟～

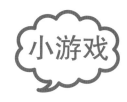

小游戏

推来又推去
相扑小选手

选择在障碍物较少、宽敞一点的地方和孩子玩相扑游戏吧。为避免受伤，摔倒孩子时动作要轻、要慢。孩子被轻轻稍微放倒，就会很开心。反过来，当孩子用力推过来时，妈妈也要假装被推倒的样子。

小要领

"力气真大呀！"
给予口头鼓励

处于这一时期的孩子，无论男孩女孩都喜欢被称赞"力气大""真棒"。做游戏时如果说上几句"好厉害呀，力气好大呢""做得真棒"这样的话，孩子会非常高兴，干劲十足。这个游戏让孩子在享受玩耍时光的同时，还可以增添更多的自信。

发 育 的 标 志

能独自站立一小会儿
是快学会走步的标志

孩子两脚使劲站起来，但可能一开始重心不稳，会双手立马往前撑住地面。但如果看到孩子已经能稳住上半身，自己站立一小会儿，就说明他马上就要学会走步了。

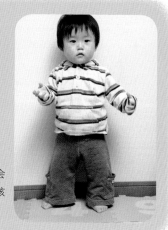

不用手就能站一小会儿，妈妈可以期待孩子人生的第一步了。

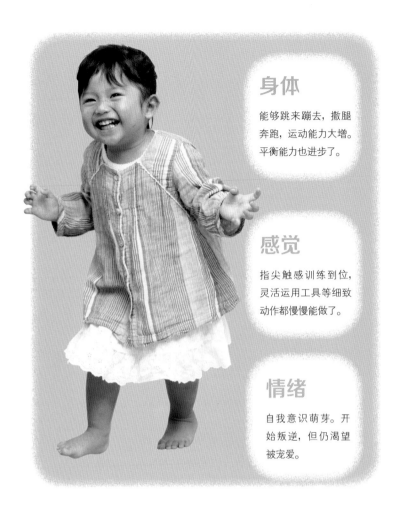

2岁左右

叛逆时期

既想得到父母宠爱，又想自己独立。

在这一时期孩子的心理变化左右摇摆。

经常出现不自信的情况，

父母要多给予他亲密接触和鼓励。

身体

能够跳来蹦去，撒腿奔跑，运动能力大增。平衡能力也进步了。

感觉

指尖触感训练到位，灵活运用工具等细致动作都慢慢能做了。

情绪

自我意识萌芽。开始叛逆，但仍渴望被宠爱。

给予亲密的抚触按摩，为孩子带来自信吧

　　这一时期，孩子自我意识强化，自立的萌芽初现，什么事情都想亲自尝试。但事与愿违，自信心总是会受到打击，内心矛盾不已。这一阶段的一个重要课题，就是让孩子能够管理好自己的身体，比如进行上厕所训练等。可毕竟孩子还小，许多事情也许还是不能好好完成，但是就算孩子失败了，家长也要通过亲肤交流告诉他没关系，给孩子一个紧紧的拥抱，让他再接再厉。

　　对于不愿意积极行动的孩子，妈妈可以握握他的小手、轻拍他的背部，鼓励他勇敢起来。

学机器人走路

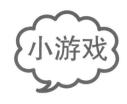

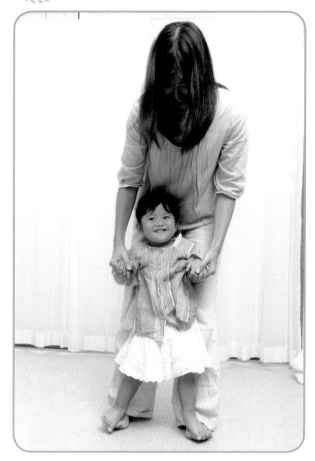

根据孩子指示
妈妈做动作

孩子站在妈妈脚背上。妈妈的手上像是有按钮一样，一按就可以 "前" "后" "左" "右" 地按照孩子指示在家里走来走去。"朝厕所方向像机器人一样走过去吧"，以这样的话语引导孩子独立上洗手间，并且训练过程也不会那么乏味了。

小要领

偶尔顺着孩子

这一时期，孩子能力有限，可能无法按照自己所想顺利地做某事，容易丧失信心。这个游戏，妈妈按照孩子说的行动，能让他找回自信，高兴好一阵。偶尔顺着孩子的意愿，不仅可以加深亲子间的信任关系，对于提升孩子自尊心也相当有帮助。

2 岁时期的烦恼 Q&A

Q 我在忙的时候，孩子一直跟在身边，这样既危险，也很让人烦。

先停下手上的事情，温柔地看着孩子并将他抱起。即使时间很短，也能让孩子切实感到自己被重视了，心理就会得到满足。

Q 我家孩子一般喜欢一个人玩，融不进其他小朋友的圈子，这让我很不安。

着迷于喜爱的事情独自玩耍，对于培养集中注意力非常重要。等到了开始对周围环境关心的年龄，自然会和同龄小朋友交流增多。家长不必因此焦虑。

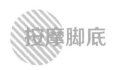

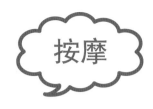

按摩

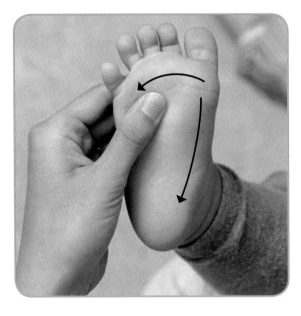

用拇指指腹按摩孩子脚底

单手拿起孩子的一只脚，用拇指指腹轻压足底，进行按摩。首先依次从孩子的大脚趾根部到小脚趾的根部挨个进行按摩，横向移动。接着，从大脚趾根部附近开始，向脚后跟进行纵向按摩。另一只脚重复同样动作。

小要领
脚踝一并按摩

人的脚底聚集了全身的神经，通过按摩可以刺激全身各处。按摩脚底时，脚踝附近也可进行画圆式的抚触。

可爱的小猴子

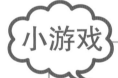

小游戏

小猴子荡来荡去

妈妈趴在地板上，孩子则像小猴子一样双手双脚抱住妈妈呈倒挂状。接着妈妈摇动身体，或者缓缓向前爬行，考验孩子的手腿能力。

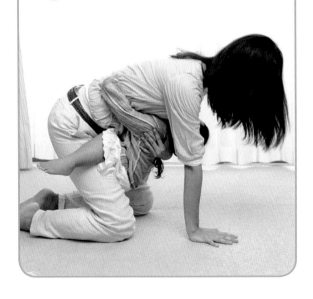

小要领
孩子快掉下来时，妈妈单手扶住

孩子挂不住快要掉下来时，如图所示，妈妈单手扶住孩子背部后继续前进，也可以试着突然把手松开，稍微吓一吓孩子。

听听妈妈的心跳

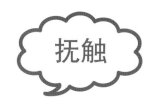
抚触

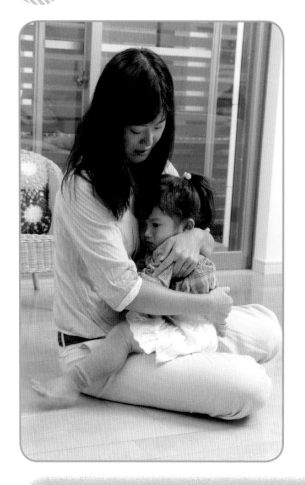

让孩子明白生命的可贵

将孩子紧紧抱在怀里，让他聆听妈妈的心跳声，可以使孩子回忆起在妈妈肚子里的感觉。同时这个动作也是在通过亲肤接触，让孩子真正体会到 "生命的鲜活"。妈妈还可以一边抱着孩子一边温柔地对孩子说"很暖和吧""这是心跳的声音哦"。

小要领

让孩子聆听其他人的心跳声

处于叛逆期的孩子，家长时常不知如何应付。但这一时期，孩子依旧很爱撒娇，对听到妈妈心脏跳动的声音应该会有反应。除了妈妈，也可以让他听听爸爸、哥哥、姐姐，或者猫猫狗狗等家里宠物的心跳声，亲自去感受和理解生命。

发育的标志

孩子出现叛逆行为

处于叛逆反抗期的孩子，自我意识增强，最开始时，无论对其说什么都只会回应 "不要"。也许这一阶段家长会感觉特别棘手，但这不就是孩子成长的有力证明？最重要的是，父母要以宽容的心接受。孩子不愿意做某件事，父母做个表率，给孩子看自己享受其中的样子；孩子闹别扭，不晓得如何收拾残局时，就紧紧拥抱孩子吧。这种既想被宠爱又想自立的复杂心境，需要得到父母的理解。

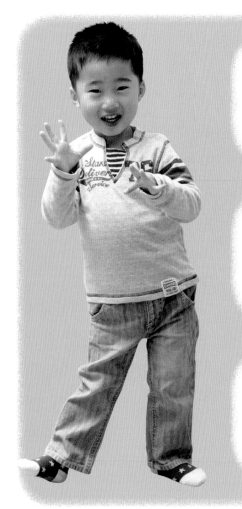

3岁左右

黏人时期

这个时期的孩子开始接触探索外部世界，但他仍旧处于爱撒娇的阶段，所以要离开孩子身边时，请给予他足够的亲肤交流。

身体

玩皮球、双脚跳，以及其他使用道具的游戏都能玩得很好。热衷于全身运动。

感觉

说话多了，爱与外界交流。好奇心旺盛，总爱问"为什么"。

情绪

叛逆期暂时告一段落，能安安静静听别人说话了。

 抚触按摩既是奖赏又是鼓励

这一时期，孩子能独立完成的事情猛增，失败的情况越来越少。每当孩子取得成功，妈妈可以用夸张、激动一点的方式鼓励他。但如果孩子失败了，也不要急于责备，让孩子慢慢练习。失败时孩子也会感到不甘心，这时候若能得到一个温暖的拥抱，比什么都重要。

对于开始去上幼儿园的孩子，在上学前和回家后，父母可以多与他们做一些有身体接触的小游戏。这一阶段，孩子的身体机能基本发育成熟，可以进行需要全身运动的游戏。

拥抱立刻让孩子充满活力

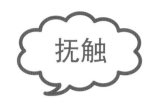

抚触

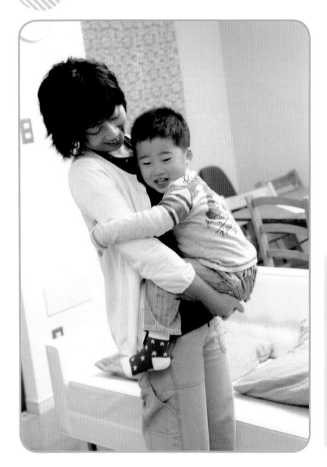

与孩子分别前
亲密交流

送孩子去幼儿园之前，可以抱起孩子唱首歌，让他感到安心。歌曲可以选择孩子喜欢的，随便什么都行。如果时间不够，只要紧紧抱住也能达到同样效果。

小要领

好好告别
放松心情

对孩子来讲，有妈妈的地方才是自己的"安全基地"。妈妈离开后，本来孩子还玩得起劲，要是突然想起妈妈，就会开始闹起来。因此，送去幼儿园之前，好好地和孩子说再见，让孩子带着愉悦的心情离开。

3岁时期的烦恼 Q&A

Q 我家孩子马上要上幼儿园了，还是不肯上厕所，非得用尿不湿。

建议根据孩子喜好，改变家里洗手间的内饰；或者通过学机器人走路的小游戏，让孩子感觉上厕所是件开心的事情。成功一次就要大大表扬一下。

Q 我家第二个孩子，只要一靠近他，就会敲我的头。一直这么暴力，真是困扰。

等到能自己控制情绪以后，这种情况自然就会消失。在目前阶段，妈妈要把两个孩子看作双胞胎一样同等对待，让孩子感觉自己也很重要。

跷跷板

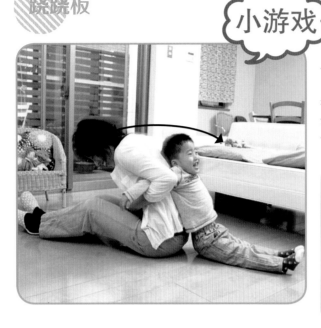

小游戏

母子背靠背，推来推去

和孩子背靠背坐着，胳膊互相钩住。嘴里一边念着"翘呀翘"，一边推来推去。最后把孩子举到背上，左右慢慢摇晃。

小要领

上下摇晃身体
锻炼孩子平衡能力

这是一个能培养平衡感的小游戏。妈妈和孩子一块发出响亮声音，或者交替着喊口号，一同享受游戏的乐趣吧。

手心画圈圈

按摩

拇指刺激手掌

和孩子相对而坐，妈妈握住孩子的手掌，另一只手托在孩子的小手下面。用拇指在他的手心上一圈圈地画圆，或者两手轻轻包覆住孩子的手掌。

小要领

手拉手
沉下心

手心抚触让孩子心绪宁静。所以即便不做按摩，光手拉着手也行。请妈妈多和孩子手牵手吧。

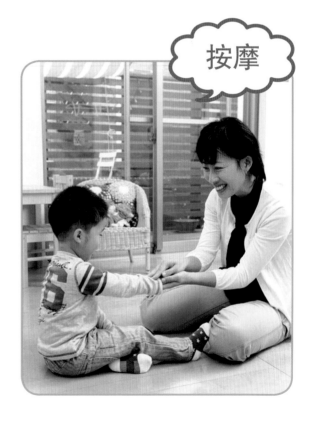

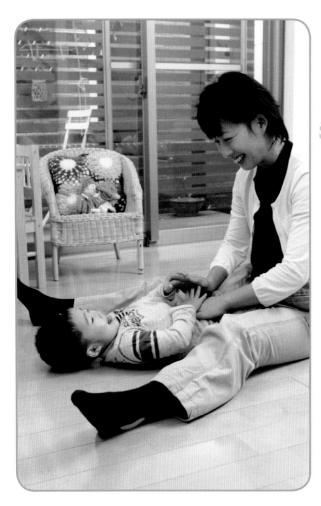

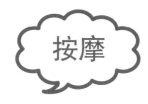
脸部、胸部和腹部的抚触按摩

创造亲密无间的母子关系

孩子仰面躺下，妈妈把他的两只小脚朝自己身体方向拉近，放在自己的两腿上。然后慢慢抚摸孩子脸部、胸部、腹部等上半身各处，这样不仅放松了孩子的身体，还满足了孩子向妈妈撒娇的欲望。

小要领

扩展至全身按摩

除了孩子的脸部、胸部、腹部之外，肩膀、手腕等各处都可以进行抚触按摩。边看着孩子眼睛，边进行这样的交流吧。

发 育 的 标 志

运动能力进一步提高，能玩一些更激烈的游戏

这一时期，孩子已经可以灵巧活动身体，拍皮球或其他用到道具的游戏，都能玩得很好。这一阶段，比起那些只包含固定动作的活动，更推荐家长和孩子玩一些能自由活动的室外游戏。家长可能在游戏过程中总忍不住出手想帮孩子，但请大人还是尽量少出手吧，让孩子自己来体验活动的乐趣。另外，这段时期，孩子能自主完成的事情变多了，比如简单的换衣服、系纽扣等，独立精神增强。孩子虽然依然喜欢独自玩耍，但也慢慢地愿意和小伙伴们友好相处，一起做游戏了。

交流时期

与同龄小朋友玩耍的机会增多，孩子内心产生了不安。父母最好能够倾身聆听孩子的心声，抚慰他们的心灵。

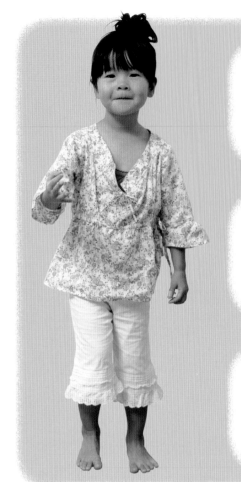

身体

可以自己穿衣服、用筷子吃饭等，日常生活中的琐碎小事可以独立完成。

情绪

与同龄孩子之间接触的机会增多，开始有了社交能力。

感觉

自己能够积极地用语言表达一天发生的事情。

对孩子的不安感，给予充分理解

在这一时期，虽说孩子依然乐意让父母进行抚触按摩，但也慢慢开始享受和朋友之间的交流。通过和同龄小伙伴们接触、玩耍，孩子会渐渐学会关怀、体谅他人。话虽如此，毕竟他还年幼，交流过程肯定不会与父母玩耍时一样顺利，一定会出现矛盾、吵架、被小伙伴排挤等各种状况。这时候，妈妈可以把孩子抱坐在膝盖上进行安抚，耐心倾听孩子心声。如果孩子不愿意说出来，推荐家长一个方法，等到洗澡或其他一些孩子身心放松的时候，进行抚触按摩，这样加深母子间的信任感，孩子可能就愿意说出心里话了。

摸摸腹部，孩子更有幸福感

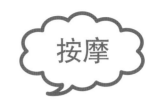
按摩

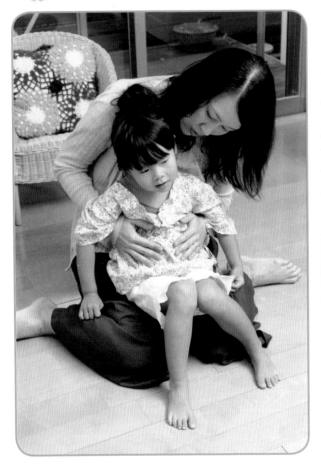

背部、腹部
全部暖和暖和

把孩子抱在膝盖上，按摩他的腹部。过程中两手左右移动，搓摩他的小肚皮。由于孩子背部贴着妈妈，等于妈妈同时温暖了孩子的肚子和后背，这可以让孩子体会到被环抱的幸福感。

小要领

改变劝诱方法吧
让孩子不再讨厌抚触按摩

孩子正处于活泼好动阶段，如果还像从前那样，到了抚触按摩时间就特意拉到身边硬要他安静地坐着，不少孩子会反感。妈妈可以不说"我们来按摩喽"这种话，而是换成"来，坐到妈妈膝盖上"。这样说不定可以在短时间里完成抚触按摩哦。

4 岁时期的烦恼 Q&A

Q 孩子笨手笨脚，总把饭打翻。有什么方法能改善吗？

人的身体躯干类似一棵树的树干。树干不好好养护，枝叶又怎能繁茂？只有身体活动到位，才能保证大脑发育良好。因此不要纠结于如何锻炼孩子双手，开心地和他先做一些活动全身的游戏吧。

Q 孩子自我意识变强，不怎么听话，怎么办？

无论口头上怎么教，都不如让孩子亲自去做。所以不要强迫孩子听你的话，尽可能让孩子按照自己喜欢的方式去体验。

身心放松的孩子更愿倾吐心声

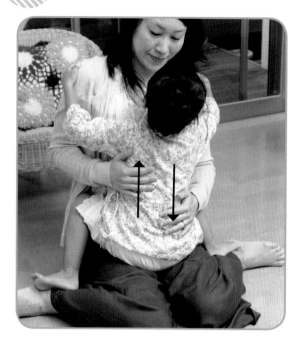

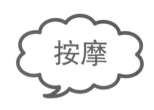

按摩

缓解孩子背部紧张，放松身体

面对面抱着孩子，双手上下轻轻抚摸他的背部。当孩子紧张感消除后，身体自然放松，平时孩子不愿意说的心里话，自然而然就会倾吐出来。

小要领

四目不相视
也有好效果

有时候不看着孩子的眼睛，他会更"坦白"。妈妈身体紧贴孩子，一边抚触按摩他，一边倾听孩子吧。

手指相扑

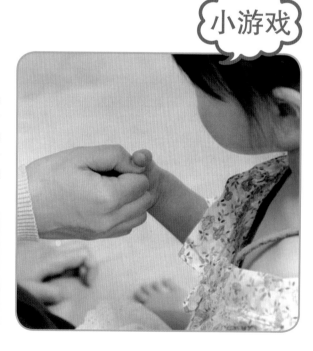

小游戏

和爸爸妈妈比力气

和孩子面对面，除拇指以外，其他四根手指并拢握拳，然后竖起拇指，口中念道："准备好了没？来战吧"，拇指互相压制，能够压倒对方10秒以上的则获胜。父母偶尔故意装输，表扬一句"你好强哦！"，可以提高孩子士气。和妈妈比完后孩子也愿意和爸爸比试比试。

小要领

边玩耍边锻炼手指力量

这个时期，孩子手指力量开始变强，因此不要光是和孩子手牵手，多进行一些锻炼手指力量的抚触按摩游戏吧。

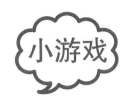
小游戏

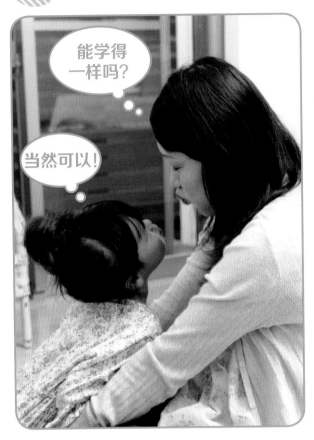

能学得一样吗？

当然可以！

做一面小镜子
模仿妈妈的动作表情

面对面坐下，像照镜子一样让孩子模仿妈妈的动作。比如擦窗户、摸脑袋、挠痒痒等，或者摆出各种喜怒哀乐的表情。

小要领

通过模仿
产生共鸣

孩子在这一阶段已经有了思想和理解力，能与他人产生共鸣。从模仿别人动作开始，通过对妈妈的动作、表情"拷贝不走样"，提高孩子的大脑和身体协调能力。

PART
4

促发育！不同年龄月龄，抚触按摩各有妙招

发 育 的 标 志

能够体谅对方的感受
共同分享心情

至今为止，孩子一直处于以自我为中心的状态。但从这一阶段起，开始对除了自己以外的周围人和事物产生兴趣，能够体会对方的感情。另外，他和小伙伴一同玩耍，友谊万岁的概念渐渐萌芽，有了一定的社交能力，但是孩子对别人的关心和兴趣仍然薄弱，因为自己想做的事情和其他小朋友不同而发生冲突的例子不在少数。不过，通过和他人吵架，孩子也能从中学会理解对方，懂得去处理人际关系。对于家长来说，则要体谅孩子的心理变化，注重培养他的同情心。

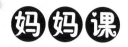

妈妈课

别把抚触按摩当成是父母的专有活动

脱离只有妈妈爸爸的小世界，和各类人接触，让孩子真实感受世界的广阔。

- -

与他人的交往和饮食一样，平衡是关键

与妈妈的亲肤接触可以稳定孩子的情绪，与爸爸的交流则是孩子了解外面世界的第一步。虽然与父母接触就能让孩子了解许多新鲜事物，但无论如何，还是要与父母以外的世界交流才能真正促进他的身心发育。

比如爷爷、奶奶、邻居、同年龄的小伙伴等，孩子通过与他们的交往，知道这世上还有各种各样不同的人，理解不同的世界。在这个过程中，孩子会遇到乐意与他人交往的小伙伴，也会遇到不那么令人愉快的事情，孩子会在其中学着自己去体会。就像一个人想要保持健康，就需要平衡摄取各种营养。同样地，与人的接触也不要局限，通过广泛交往，孩子一定能茁壮成长。

- -

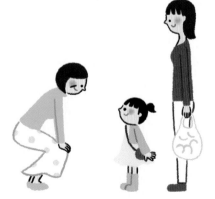

不限年龄性别，与各类人接触，了解家人之外的世界，让孩子切实体会交往的重要性。

不受限!
随时随地抚出爱意

每天忙忙碌碌，没时间给孩子按摩。

相信许多妈妈都有这样的烦恼。

不用特地预留所谓"按摩时间"，

抓住日常育儿的空闲，

比如抱孩子或背孩子时，

都可以进行抚触按摩。

随时随地进行爱的摸摸

换尿布、洗澡等，平时生活里，妈妈和孩子接触的机会其实很多。不妨趁着照顾孩子的间隙，多进行一些亲肤交流吧。

为什么每天交流如此重要？

抚触按摩花不了多少时间，重要的是每天都坚持。妈妈抚触孩子的皮肤，孩子体内会分泌出后叶催产素。其实即便只是和孩子进行眼神、语言交流，他也能分泌出这一物质，若更进一步进行肌肤接触，则可以让孩子产生最多量的后叶催产素。

但是，后叶催产素带来的效果不会立即出现。需要使它重复不断地生成，才能让效果长时间持续。因此，平日里与孩子充分地进行亲肤接触，这一点比什么都重要。

亲肤接触，给孩子注入满满爱意

本来平时照顾孩子就非常忙，妈妈们其实不必为了抚触按摩而特地抽出时间，如果抚触按摩成了每天的生活负担，那就本末倒置了。一般，只需利用照顾孩子的一点点空闲时间就能进行。

比如回顾一天的生活时，妈妈能与孩子进行亲肤接触的场景应该会想到很多吧。而照顾孩子的过程，本身就是极为重要的抚触按摩时光，请妈妈怀着满满的爱心和关怀，积极行动吧。

前辈妈妈的心声

与孩子心灵相通

虽然进行抚触按摩的时间很短，但为了把母爱传达给孩子，每次我都百分百投入地进行。有时要干的家务很多，我也会稍微停手上的活，尽量给孩子进行抚触按摩。

小枫的妈妈（31岁）

比以前更享受亲子交流时光

过去我一直认为，和孩子的亲肤交流一定要在固定时间里完成。后来了解到，只要利用平时的空闲就可以，真是恍然大悟！从那以后，我开始利用育儿的空闲时间进行抚触按摩。

由贵（27岁）

日常生活中，有很多适合抚触按摩的场景

*下图为抚触按摩场景示例。

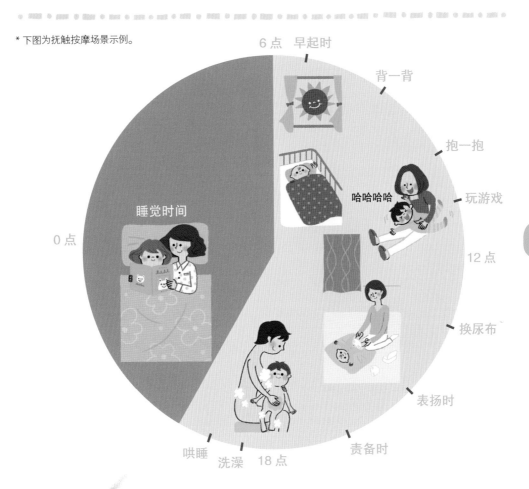

6点　早起时

背一背

抱一抱

玩游戏

哈哈哈哈

睡觉时间

0点

12点

换尿布

表扬时

责备时

哄睡　　洗澡　18点

只要醒着，
任何时间都可以抚触按摩！

必须要为抚触按摩挤出时间！你就是如此干劲十足的妈妈吗？实际上，家事又多又得照顾孩子，已经这么忙了，不用太勉强。除了睡觉，其他任何时间都可以进行抚触按摩，并且育儿本身就是非常棒的亲肤交流，可以一边和孩子说说话，一边抚触按摩。

妈妈平时有多多抱孩子吗？抱孩子不是指抱起孩子来的动作，而是说要给孩子非常充满爱的拥抱。

 好好地面对面拥抱吧

各位妈妈平时是不是只有在需要移动孩子时，才去抱孩子呀？而真正能让孩子开心的，是妈妈带着发自心底关爱的拥抱。

抱孩子绝不是溺爱，而是偶尔"让孩子撒娇"，是个非常重要的举动。如果妈妈很忙，建议使用育儿带。

每次抱孩子5分钟即可，好好享受和孩子面对面的拥抱吧。比起单手侧抱着，孩子会开心很多呢。

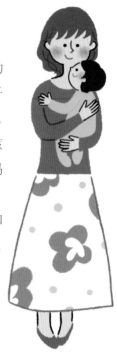

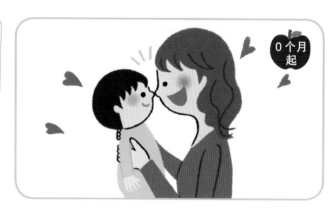

抚触

脸贴脸交流

0个月起

磨磨鼻子
给予关爱

空不出两手的时候，妈妈可以和孩子脸对脸地进行肌肤交流，比如鼻子对鼻子、脸对脸地磨一磨，然后嘴巴大张，作势轻咬孩子的胸部和腹部。

小要领

只刺激触觉就达标

刚出生的婴儿，尚不能正儿八经地按摩。刺激一下他的触觉就足够了。

小游戏

摸摸妈妈的脸

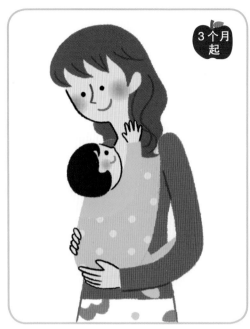

3个月起

摸摸妈妈，
孩子心情就会愉悦

使用育儿带抱孩子时，不如来玩个摸妈妈脸的小游戏吧。如果孩子成功摸到了，就做些夸张的表情让孩子高兴高兴。也可以握着孩子的小手，帮助他来摸自己的脸、鼻子和耳朵等处。

小要领

"摸摸这里！"
用嘴形暗示吧

孩子伸出了小手，妈妈可以动动嘴巴、眨眨眼睛等提示想要被摸到的地方。

按摩

轻抚小脸

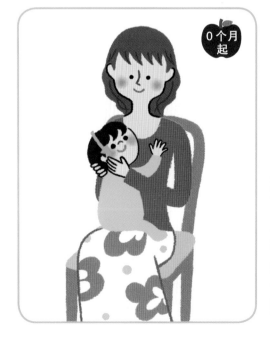

0个月起

温柔抚触孩子的脸庞

抱孩子的时候，一只手沿着孩子脸部的轮廓进行抚触按摩。用整个手掌轻轻摩搓孩子的脸。

小要领

脸颊贴近摸一摸
孩子更安心

3个月左右大的婴儿，视力还很弱，只能看清离自己近的事物。要让孩子看清妈妈的脸，请尽量靠近交流。

背孩子时

孩子胸口紧贴妈妈身体，不仅可以让他放松身心，还能使他好好观察周围环境，培养社会性。

和妈妈视角统一——开导兴趣

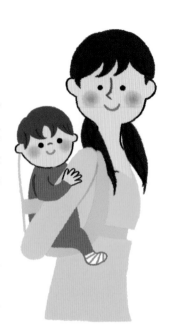

背这个动作无论对孩子还是对妈妈，都有非常重要的作用。对孩子来说，被背着时，和妈妈视线保持一致，开拓了视野。但是被抱着时，就不能做到这点，视线受到限制，只能看到妈妈的脸。

妈妈忙碌时，背这个动作能让妈妈空出双手继续做事，非常方便。比起把孩子扔一边看护，被背着的状态更能让孩子安心。对妈妈来说，也能容易感知背上孩子的身体状况。

小游戏

眼神交流

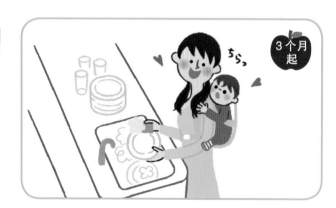

3个月起

转过头去

四目相对

做家务时偶尔回头看看身后的孩子，即便是四目相交也已然足够。如果发现孩子双脚晃来晃去，说明他非常开心。

小要领

偶尔交流才有意思

如果发觉孩子想要脱离妈妈，表明他可能有点厌烦被妈妈背着了。这时候转过头去，和孩子眼神交流一下吧。

106

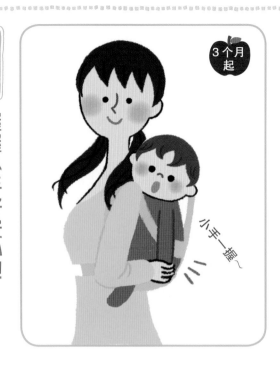

抚触

握握小手好安心！

3个月起

小手一握～

无法用眼睛交流，
那就紧握小手吧

不能看着孩子眼睛时，就把手伸到身后，握住孩子的小手吧。这样即便无法和孩子交流眼神，他也能安心下来。可以一边握着他的小手一边说"没事的哟""有妈妈在"。

小要领

单手或双手都 OK

握手时，不必过多在意是单手还是双手。做家务时，手一旦闲下来，就主动去紧握那双小手吧。

抚触

脚尖也来碰一碰

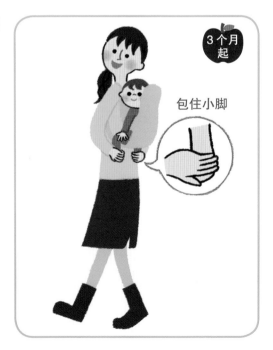

3个月起

包住小脚

握住小脚，
传递温暖

同样，妈妈无法看着孩子眼睛时，把手伸到身后，握住孩子的两只小脚，效果亦佳。孩子只要被妈妈触碰，就能立马安心下来。

小要领

挠脚底痒痒也会让孩子开心

挠一挠孩子的脚底，轻抓起他的小脚趾，这些动作都能让孩子非常开心，多逗一逗孩子，让他保持心情的愉悦。

早晨起床时

可以抚触按摩他的背部和腿部，让孩子舒畅身心。

如果孩子有起床气，

一边叫孩子起床一边抚摸他，以此确认孩子的身体状态。

刺激交感神经，孩子没有起床气

婴儿会循着日升而起、日落而息的规律早睡早起。通常来讲，这也是对孩子生长发育最理想的作息方式。对于刚出生的婴儿，他的生活节奏还没有调整好，妈妈可以人为干预，让孩子养成早睡早起的习惯。可有时候，比如因为前一晚哭闹太多，生活节奏被打乱，孩子可能早上就起不来。碰到这种情况，妈妈通过一边轻声呼唤一边通过按摩孩子来刺激交感神经的方法叫醒孩子。

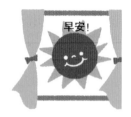

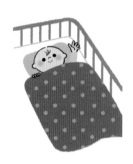

按摩

画圆式按摩孩子腹部

小肚子上画圆，
肠胃好，起床早

以孩子的肚脐为中心，顺时针画圆抚摸小肚子。无论隔着衣服还是直接在皮肤上进行，都没问题。每天做这个动作，妈妈对孩子的身体情况也就了如指掌了。

小要领

温暖腹部，健康满满

孩子腹部温热起来，自然就会有精神。妈妈可以一边对他说："今天也好好玩吧"，一边进行抚触按摩。

108

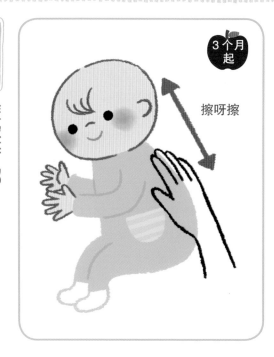

按摩

摩擦背部

3个月起

擦呀擦

激活呆呆的小脑袋

让孩子侧躺，从上到下摩挲他的背部。如果孩子早晨起床时迷迷糊糊，两眼直发呆，可以一边对孩子说"早安，今天天气很好哦"，一边做这个动作激活他的小脑袋。

小要领

以稍快速度摩挲，
刺激交感神经

摩擦孩子背部时手上速度不能慢，以稍快速度进行。刺激到孩子的交感神经，他就能舒服地彻底清醒过来。

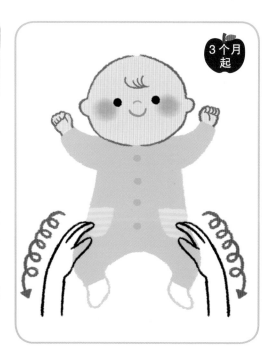

按摩

螺旋画圈式按摩双腿

3个月起

促进血液循环

从大腿到脚踝，以螺旋画圈的动作抚触按摩孩子的双腿外侧。或者妈妈手掌呈碗状，以同样方式轻轻拍打，给予孩子一定刺激。

小要领

即便晚睡
也准点让孩子起床

如果孩子前一晚怎么都不睡，直到很晚才睡过去。这种情况下，妈妈第二天也要准点叫醒孩子哦。只有这样做，才能调整好孩子的生物钟。

PART
5

不受限！随时随地抚出爱意

109

针对平时不常触摸的部位

妈妈一天总要做好几次更换尿布的事情，这可是进行抚触按摩的绝好机会。脱下孩子尿布之后，妈妈可以针对平时不常触摸的部位，如小屁屁、大腿等处进行按摩。被触摸到这些地方时，孩子也会感到很舒服。

但是，由于孩子的这部分肌肤非常柔嫩，妈妈最好以手掌轻轻包覆的方式进行。然后慢慢地移动到孩子的腹部、小腿等处，逐步扩大抚触范围。

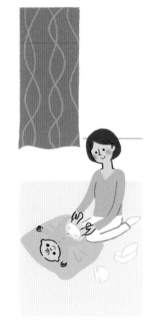

换尿布时

换尿布的时间，是妈妈观察孩子身体状况的绝佳时机。并且在这段时间里，也可以对孩子的屁屁和大腿进行抚触按摩。

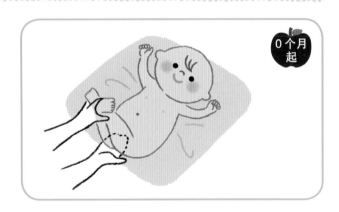

按摩

轻抚尾骨

0个月起

抬起双腿，
调整成容易进行抚触按摩的姿势

单手抓起孩子的两只脚踝向上提，另一只手放在他的胯下。在孩子的尾骨附近，进行画圆式抚触按摩。

小要领
手上动作快速

这个手法利用了换尿布时的短暂时间，因此重点在于动作要快。

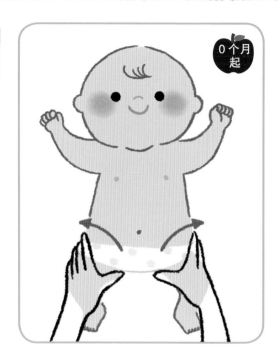

按摩

从内向外按摩腹股沟

0个月起

手握大腿根内侧，给予刺激

妈妈双手轻握孩子大腿根部，一边转动两手手腕，一边从内向外刺激孩子的腹股沟。进行时要运用十根手指的力量。

小要领

切记不要硬拉孩子双腿

进行时不要去硬拉孩子的两腿，保持他原本自然的状态，防止用力过大伤害孩子。

观察肚子状况，检查孩子身体状态

换尿布时，经常对孩子进行观察就会发现，孩子的身体状态与肚子有很大关系。比如孩子便秘的时候，肚子就会看上去尖尖的。咳嗽或流鼻涕时，孩子肚子上的皮肤就没有光泽，感觉没精神。在病症明显出现之前，一般腹部是最先能看出变化的，这样可以提早知道孩子哪里不对劲，以达到预防疾病的目的。

肚子状况注意要点

☐ 肌肤是否明亮　　　　☐ 有无弹性

☐ 肌肤触感是否光滑　　☐ 肌肤是滋润的还是粗糙的

☐ 肌肤有无光泽　　　　☐ 有无皱褶

☐ 肌肤温度是否正常

表扬孩子时

表扬孩子时，
最重要的是妈妈要真心实意地表达出来，
通过亲肤接触，
让孩子知道妈妈真的为此高兴。

用夸张动作表扬孩子

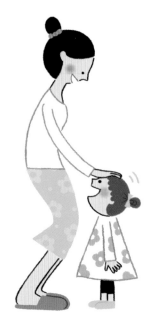

表扬孩子时，妈妈可以配合做出一些比较大幅度的动作，比如一下子抱起孩子，摸摸他的小脑袋等。孩子通过肌肤感受到妈妈高兴的心情，就会更加开心。另外，听到妈妈说"谢谢"，这对孩子来说是最高的赞誉。

一般人类的身体被触摸时，会激活快感神经，从而活化被认为是大脑指挥塔的"前额叶"部分。因此孩子被夸赞之后，做事的干劲也会慢慢提升。

表扬的注意点

在孩子成长过程中，需要妈妈很多的表扬。妈妈要积极看到孩子好的方面，然后重点表扬，这样有助于更好地发挥孩子的长处。

OK 的表扬方法

对孩子不要吝啬自己的表扬，哪怕孩子只做好了一点点小事，也可以说"你真是帮了妈妈好大的忙呀！谢谢你"，通过这样的话把妈妈的开心传达给孩子。被赞扬时，孩子的心情会变得很好，以后会继续做这些被表扬的事情。并且在这个过程中，孩子的自尊心和自信心也提高很多，亲子关系得到改善，形成促使孩子成长的良性循环。

NG 的表扬方法

孩子自己没觉得是多了不起的事，却被妈妈夸赞，甚至有时候他们自己也能看得出来"这不是妈妈真心想表扬我"。这样做不仅不会让孩子开心，还会让他觉得"这是妈妈想让我以后多做事情"。所以，为了不引起误会，妈妈表扬孩子的时候，必须全身心地投入感情、给予他一个拥抱。妈妈要仔细观察孩子的日常行动，表扬方法也有必要多样化一些。

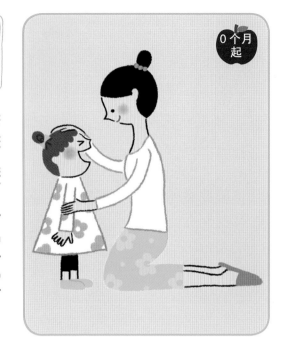

抚触

摸摸脑袋，给予肯定

0个月起

微笑和抚触表达喜悦

摸摸孩子的小脑袋，摩挲他的肩膀和背部，用稍微夸张一点的微笑来表现自己的喜悦之情吧。妈妈在表达感情的时候，眼睛要好好看着孩子，表情也可以丰富些，手指轻轻触碰孩子的小身子，让孩子通过肌肤感受你的心情。

小要领

借助各种形式传递感情

抚触按摩，是表达感情不可欠缺的一项方式。摸摸孩子脑袋、握握他的小手、相互拥抱等，可以用各种形式传递心情。

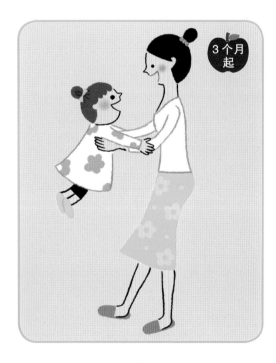

抚触

抱一抱，加深亲子感情

3个月起

旋转、摇晃增加快乐

把孩子抱起来略微举高，然后有节奏地左右摇一摇他的小身体。一边微笑注视着他，一边做这个动作吧。

小要领

加入动作
表达喜悦

不要只是抚触按摩，还可以通过加入一些动作来表达妈妈的心情，这样心情就能够直接传递给孩子。孩子被充满感情的动作感染也会非常开心！

PART
5

不受限！随时随地抚出爱意

113

和表扬孩子时一样，批评的时候也要真心实意。但在批评了之后，要好好地安慰陷入不安的孩子。

抚触按摩时双手保持不动

如果妈妈不能将自己生气的情绪全身心地表现出来，孩子就很难感受到。批评时，基本上只要把两手放在孩子身上，不需要进一步的动作，妈妈也可以借此动作抑制住自己的怒气。另外，批评时，妈妈身体靠近孩子，两眼注视他也很重要。

由于孩子一般会因太过不安、伤心而哭出来，因此，妈妈不要忘了批评之后对孩子加以安慰，紧拥孩子，让他明白妈妈是因为爱你才批评你的。

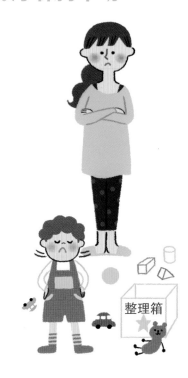

整理箱

批评孩子时的注意要点

如果批评孩子时妈妈过于情绪化，孩子有可能会对妈妈为什么批评自己不明所以，甚至会怀疑"妈妈是不是哪里不舒服"。所以请妈妈们保持冷静和孩子对话吧。

批评时的 6 个要点

1. 给出清楚具体的指令。（比如，不要说"太吵了"，改成"要吵就离开这间房间"）

2. 当场批评。（过后再批评，效果减半）

3. 不对孩子进行人格上的批评。（比如，"你这孩子真让人头疼"，一说这句话，孩子会认定自己就是这样的）

4. 每天的态度保持一致。（同样的行为，不要一会儿批评一会儿又不批评）

5. 不要总是旧事重提。（若是搬出以前的事进行批评，孩子会慢慢失去改正的意识）

6. 只去批评不好的行为。（只批评需要孩子反省的行为，对事不对人）

记得最后一定要使孩子表现出下次更努力的干劲来。批评之后，可以对孩子表现好的地方进行表扬。

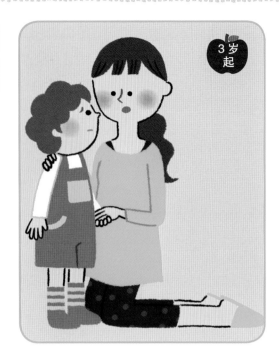

抚触

紧抱肩膀

批评时要看着孩子眼睛

批评时，妈妈靠近孩子身体，牵起他的小手，一只手放在他的肩膀上。整个批评过程中，妈妈两眼一定要看着孩子。如果孩子把头低下或是扭向了一边，也还是要注视着孩子。

小要领

不批评也能改善状况

孩子理解为什么被妈妈批评，大约要从3岁开始。在这之前，妈妈必须想出些不进行批评也能让孩子改正的办法。比如不想让孩子碰的物品，都收起来整理好。

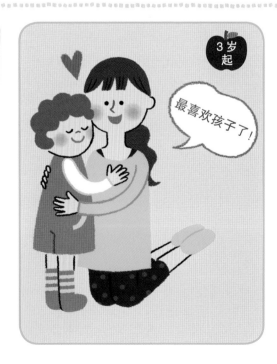

抚触

相拥给予安慰

紧紧抱住，让孩子安心

批评之后请给孩子一个大大的拥抱，让孩子感到安心吧。孩子暂时冷静下来之后，通过一些轻柔的抚触按摩动作将妈妈对孩子的喜爱之情，真诚地表达出来吧。

小要领

及时抚慰，消除不安

刚被批评过的孩子，通常心里都非常不安。这时候家长不能坐视不理，而是要尽快地给予孩子关怀。

玩耍时的抚触按摩加深亲子间信赖

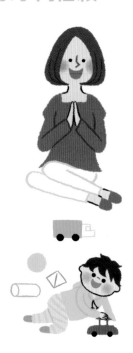

玩耍过程中的亲肤接触，并不都是轻柔缓和的。比如小游戏可以让孩子体验各种感觉，推荐各位家长多进行。要让孩子间歇性地感觉"舒服"与"不舒服"，这种交织在一起的感受相当有趣。孩子被逗得有些不高兴时虽然表现得不情愿，但停下来之后又咯咯笑起来，这就说明孩子还想继续。

妈妈逗一逗，孩子马上笑起来，表明亲子关系建立得十分牢固。正是由于孩子非常信赖家长，才会有那么明显的反应。

玩耍中的抚触按摩，并不都是轻柔安静的动作。可以通过转圈摇晃等形式，给予孩子一定的刺激。

小游戏

挠痒痒

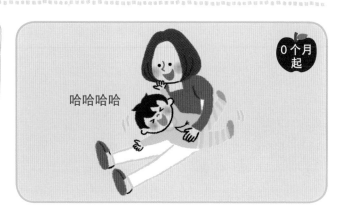

0个月起

哈哈哈哈

刺激孩子全身部位

对孩子肚子、胳肢窝和腿部等处挠痒痒。等孩子习惯了之后，只要妈妈一摆出想要挠痒痒的手部动作，孩子就会立马笑出声来。

小要领

不要不声不响，要乐在其中

"小蚂蚁，小蚂蚁，爬到手手上。"说完这句话开始挠痒痒，孩子就会乐得不行。这个过程妈妈也要一起乐在其中哦！

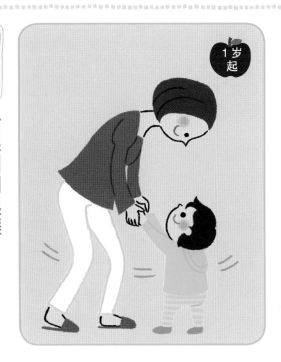

小游戏

一起翩翩起舞

有节奏地踏步转圈

播放孩子喜欢的音乐，拉起他的小手转起圈，母子两个踏着步子、唱着歌儿，有节奏地舞动起来吧。要像化身为真正的舞者一般认真，妈妈可以一边鼓励孩子"跳得真好"，一边与孩子共舞。

1岁起

小要领

跳舞过程中，
接近孩子视角

跳舞时，妈妈可以蹲下来，尽量和孩子视线平行。站起身时，可以抱起孩子共舞。

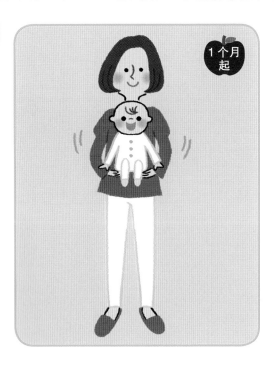

小游戏

空中摇晃

坐在妈妈胸前摇晃玩耍

将孩子抱起来，以背部贴着妈妈胸前的姿势准备好，然后左右慢慢地摇晃孩子的身体。

1个月起

小要领

孩子习惯之后，
可以摇得厉害些

空中摇晃的动作，有助于培养孩子身体的平衡感。等孩子慢慢习惯之后，可以稍微加大摇晃幅度，这样孩子会表现得非常开心。

孩子不再讨厌刷牙

妈妈帮助孩子刷牙，也可以看作是与他亲肤交流的好机会。如果硬是强迫孩子刷牙的话，"刷牙 = 讨厌的事"，这样的观念就会在孩子的心中根深蒂固。如果孩子实在不愿意的话，用纱布擦一擦他的牙齿也 OK。

给孩子刷牙的要点在于不要急躁，每天都进行尝试，让孩子慢慢接受刷牙是日常生活中必须要做的一件事。另外推荐给父母一种让孩子爱上刷牙的方法：全家人一起刷牙。孩子看到大人高兴刷牙的样子，自己就会要求参与进来。

护理孩子牙齿的方法，发育阶段不同，方法也各不相同。对于讨厌刷牙的孩子，妈妈要让他们觉得刷牙是件快乐的事情。

刷牙时的抱法

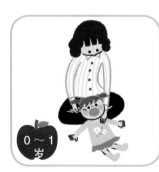

作膝枕

让孩子侧躺，头靠在妈妈脚腕上，然后开始给他刷牙。孩子感受到母亲传来的温热，也会更安心。妈妈可以从上方俯视观察孩子的口腔状况。

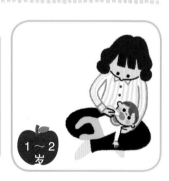

单手抱

在孩子上下牙齿长出来之前，只需用纱布擦拭他的牙床就行。妈妈可以将孩子单手抱起，让孩子头枕在自己手腕上，然后用纱布轻轻按摩两排牙床。这也对消除孩子长牙时的牙痒痒有一定效果。

预防蛀牙的按摩方法

1 食指和中指夹着孩子嘴唇

妈妈的腿给孩子作膝枕，然后左右两手的食指和中指呈 V 形，同时夹住孩子嘴唇。这样，妈妈就能用指腹部分从脸部移动至两耳前，按摩孩子牙床。

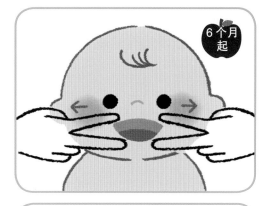

6 个月起

2 夹住孩子下巴，按摩脸部轮廓

还是两手食指和中指呈 V 字形，不过这次是夹住孩子下巴，沿着孩子脸部轮廓移动至耳朵下方。

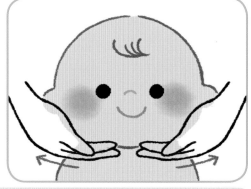

小要领

养成刷牙结束后的习惯动作

预防孩子蛀牙的按摩动作，不能是想起来做才去做，而是要成为每次刷牙后的一种习惯动作。妈妈要努力不让孩子产生抗拒心理，自然地接受。

孩子讨厌刷牙，该怎么办？

照着镜子刷，
唱着歌刷

乳牙很容易长出蛀牙，因此日常的预防工作必不可少。但是，总有些孩子很讨厌刷牙。如果您家孩子不喜欢刷牙，不妨让孩子躺在自己腿上，然后放面镜子让孩子边看着自己的脸边刷牙。妈妈可以用另一只手抚摸孩子的眉毛，一边说着"小眉毛也干干净净的哟"，接着是鼻子、嘴巴、门牙，按顺序按摩，顺其自然地完成刷牙动作。推荐妈妈们同时摇摇孩子小身子、唱唱歌、逗逗孩子等。

用手直接清洗孩子肌肤

给孩子洗头时不要用海绵或毛巾，最好直接用手一边按摩头皮一边洗。孩子最喜欢妈妈用温柔双手给自己洗头发了。对妈妈来说，这样也能迅速了解孩子的皮肤状态。等孩子长大一些，双方的角色可以换过来，让孩子给妈妈擦背。

在澡盆里放些玩具和孩子玩耍，或者一边唱歌一边给孩子做按摩、玩游戏，亲密感倍增。

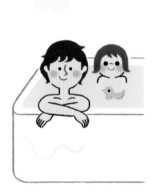

孩子洗澡时裸着身子，这是不可多得的和他进行亲肤交流的机会，如果在进行的过程中增加小游戏，那些讨厌洗澡的孩子也会有所改变。

小游戏

香波大变身

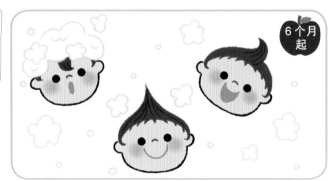

6个月起

挑战各种发型

洗发水搓出泡泡后抹在孩子或自己头上，做出尖角的样子，请尝试各种不同造型吧。

小要领

洗发水要少量

这个游戏，说不定能让原本讨厌洗发水的孩子也爱上洗头发哦。但要注意的是，不要涂抹太多。

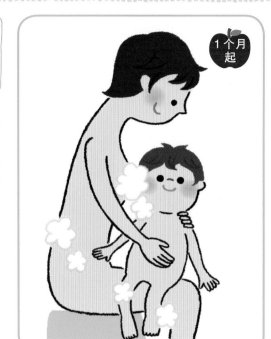

1个月起

用手掌一边按摩一边洗浴

用手代替海绵或毛巾，擦上香皂搓出泡沫后，妈妈用手掌轻轻地搓洗孩子身体。等孩子长大一些后，也可以试试对他说："这次换你给妈妈洗啦！"

小要领

用手直接感触孩子变化

因为妈妈是用手掌直接接触孩子肌肤，所以可以充分掌握孩子皮肤状况，哪怕孩子的皮肤有一点点变化也能立马察觉。特别在上小学之前，孩子的皮肤都非常娇嫩，建议妈妈们最好直接用手给孩子洗澡。

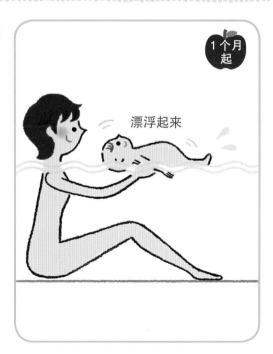

1个月起

漂浮起来

仰面浮躺，放松身心

让孩子在澡盆里躺下。这时候的孩子已经不像婴儿时期那样，力气变大了许多，浑身充满活力，可以轻松地浮在水面。妈妈的视线注意不要离开孩子，也别忘了时不时帮孩子撑起小身子。

小要领

不要在热水里泡太久

如果在睡前泡热水澡的话，孩子不容易入眠。孩子想要玩耍的话，就把他抱出澡盆，让他在浴室里玩一会儿再睡。

定好哄睡时的必做事项

哄睡时读读图画书、做做按摩等，这些形式化的事情其实是很重要的。可以把孩子放在父母两人中间，呈"川"字形躺下，陪着他一起睡。这种哄睡方式是非常棒的日本育儿文化。能让孩子听着妈妈心跳、感受妈妈的体温而安心下来，因此更容易睡着。同时，母子二人的睡眠节奏也逐渐变得一致。

陪孩子睡觉时要轻拍他的背部和两腿，这样，孩子就知道妈妈在身边，因此而感到很安全，从而安心地进入梦乡。

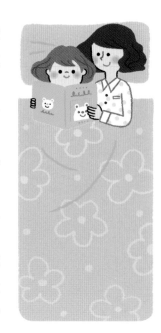

哄睡时

想要顺利地哄孩子睡觉，首先得让孩子放松下来。此时给予孩子温柔的亲肤抚触，可以帮助孩子睡得更香甜。

抚触

0个月起

 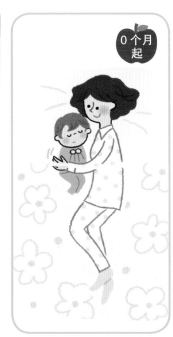

轻拍背部

调整节奏，让孩子安心入睡

陪孩子睡觉时，以稍慢的节奏轻拍他的背部，或者唱个慢歌也行，看见孩子快睡着时，就停止唱歌，慢慢安静下来。

小要领

确定一首"晚安曲"

决定一首"晚安曲"。每次唱起来，孩子自动明白马上就要睡觉了。

抚触

轻轻夹住孩子双腿

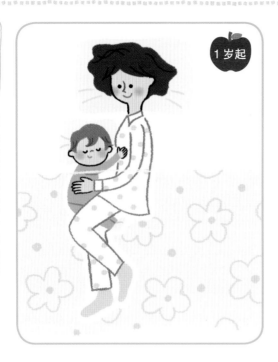

1岁起

感受妈妈体温，
孩子睡得安稳

陪孩子睡觉时可以和孩子面对面躺下，妈妈用双腿轻轻夹住孩子两腿。这样紧贴着双方的身体可以让孩子感到安心、温暖，也就能使孩子睡得更舒服。

小要领

先温暖孩子双脚

孩子脚底很凉，就难以入睡了。妈妈可以用自己的体温先温热孩子的双脚，这一方法在寒冷季节尤为推荐。

抚触

贴附，轻拍，同时抚触两个孩子

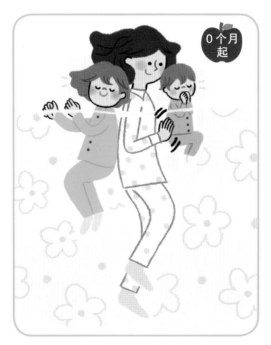

0个月起

妈妈睡在中间，
两边都能抚触

需要同时哄睡两个孩子的时候，妈妈最好睡在两人中间。用手拍拍一个孩子的背，与另一个孩子则是腹背相贴。这个方法重点在于妈妈身体某处要与孩子有所接触，让孩子感受到母亲温热的体温。

小要领

偶尔变换姿势，
交替抚触对象

偶尔反方向睡一下，交换抚触对象。这样两个孩子就会感觉母爱是平等的。

123

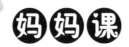

妈妈课

家有二胎，用抚触传达同等的爱

第二个孩子出生后，母爱的天平不知不觉就会有所偏颇。这时候应该注意，对第一个孩子进行更多的抚触按摩。

偶尔像照顾第二个孩子一样抚触大孩子

第二个孩子出生后，父母忙于照顾，这会使第一个孩子感觉妈妈的爱被弟弟妹妹抢走了，他又回到婴儿时那般黏人。如果妈妈之前非常溺爱第一个孩子，倾注了过多母爱，等有了第二个孩子后，第一个孩子的反应会更大。

这期间，给予第一个孩子心灵上的安慰非常重要。比如等第二个孩子睡着或者手边空下来的时候，好好地抱一抱第一个孩子，告诉他"有孩子在，妈妈可开心了"。根据情况，偶尔还可以将第一个孩子像小婴儿一样对待。孩子得到了足够关爱，就会渐渐恢复平静。

前辈妈妈的心声

先给第一个孩子按摩完再继续下一个

有一次我先去照顾了妹妹，姐姐突然大叫"妈妈真讨厌"，然后大哭起来。从那以后我开始反省，每次都是先给第一个孩子做抚触按摩。

沙耶香（31岁）

母子三人享受按摩时光

我一直都是给第一个孩子按摩完，再接着给第二个做的。大家这样开开心心地待在一起，第一个孩子也表现得很高兴。

FU（36岁）

给两个孩子同时按摩

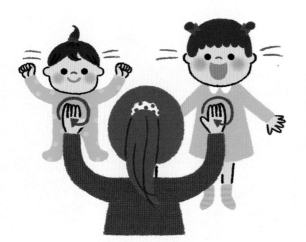

同时按摩腹部

让两个孩子并排仰面躺下，妈妈两只手同时以孩子肚脐为中心，顺时针画圆抚摸他们的肚子。这样一来，俩孩子同时感受到被抚触的舒适感和安全感，自然也就更能体会互相依存的关系。

相对而坐，
同时按摩背部

让俩孩子相对而坐手牵手，脚心对脚心，妈妈用双手从上到下抚摸他们的背部。此手法重点在于两个孩子能互相看到表情。通过肌肤接触感受对方高兴的心情，这样也就加深了兄弟姐妹间的感情。

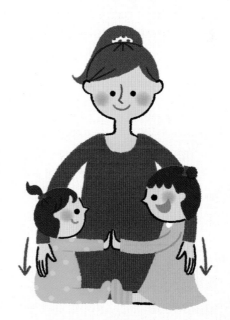

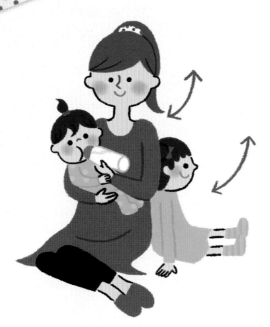

忙于照顾
第二个孩子时

妈妈在照顾第二个孩子的时候，让第一个孩子和自己背靠背。然后左右、前后地摇晃身体。虽然不是给孩子做同样的动作，但以这样的抚触方式，孩子都能感受到母亲的体温与心意。

让两个孩子
一起玩吧

妈妈伸直两腿坐下，让俩孩子一前一后坐在上面，第二个孩子坐在离自己较近的地方。然后双脚上下晃动，玩假装开电车的游戏。为防止第二个孩子滑下来，最好用双手将他支撑好。最后一边喊"到终点啦"，一边岔开双腿，俩孩子掉到地板上，他们非常享受玩耍的乐趣!

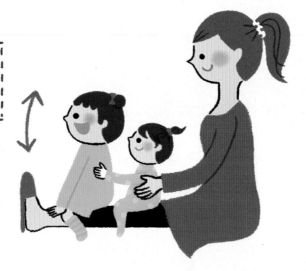

好开心！
边唱歌来边按摩

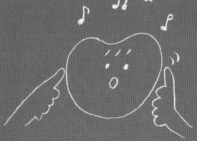

边唱歌边抚触按摩，

随着节奏，

既省了力又能营造愉悦氛围。

聆听妈妈的声音，

接受温柔抚触按摩，

效果好，身体棒。

孩子天性爱音乐

按摩也需要营造氛围。即便是成人，在一大群人的围观下进行肯定也会很紧张，这种状态下做按摩，心情会好到哪儿去呢？孩子也是同样道理。

营造愉悦氛围的方法各种各样，最简易也最有效果的方式就是边唱歌边按摩。孩子从小就喜欢听音乐。有不少原本哭闹不停的孩子，只要一听到音乐就不哭了，小身子会跟着节奏自然动起来。

歌声控制按摩力度，效果更佳

抚触按摩时节奏非常关键。唱着歌做抚触按摩，有利于找到节奏的拍子。如果什么都不说，默默地进行，不自觉就会用力过猛。唱着歌的话，就能帮助控制好适当的力度。而对于孩子来说，一是能让他听到在妈妈肚子里时听惯了的声音，二是可以和妈妈保持眼神交流，三是会感觉抚触按摩更舒服。可谓综合了让孩子心情好的三要素。和歌声一块做抚触按摩，效果可以说非常棒。

营造愉悦氛围

抚触按摩时的氛围在很大程度上左右着按摩效果。妈妈唱着歌进行抚触按摩，可以营造愉悦气氛，让孩子从此喜欢上按摩。

音乐将美好
刻印在孩子脑海中！

当孩子还是婴儿时，妈妈经常唱着歌做游戏，长大后只要一跟他说"我们来唱歌喽！"他马上就会变得非常高兴。跟着歌做按摩也是同样道理，把这些快乐记忆印刻在脑海中，等孩子长大后一告诉他"我们来做按摩喽！"孩子就会很开心地配合。

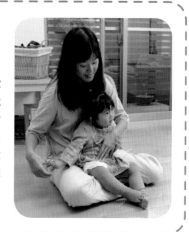

掌握诀窍，效果加倍！

只需花一点点心思和工夫，快乐就能加倍。孩子高兴，妈妈也要享受其中！

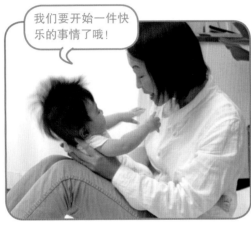

> 我们要开始一件快乐的事情了哦！

注视孩子，面带微笑

每次开始抚触按摩时，眼睛要微笑看着孩子，让他觉得马上进行的是一件特别高兴快乐的事。孩子盯着妈妈时，就会自然而然放松下来。

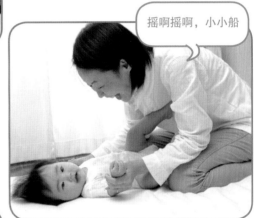

> 摇啊摇啊，小小船

不要介意走音，
重点在于交流

即使有点走音，不照原本歌词唱，也没关系。重点在于和孩子保持交流。妈妈们可以自行安排一些有趣的形式。

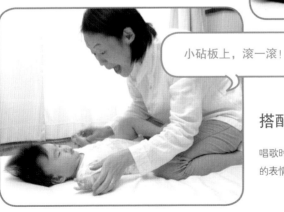

> 小砧板上，滚一滚！

搭配稍夸张的表情和语气

唱歌时声音太小，难得的按摩时光就浪费了。面带稍嫌夸张的表情，唱起来抑扬顿挫，对孩子来说最为适合。

把孩子当成萝卜拔一拔

孩子
1个月～

把孩子身体看作一根小萝卜，抚触按摩全身。逗孩子开心一下，妈妈自己也会感觉很放松呢。要特别注意，婴儿身体还很娇嫩，切记不要用力过猛，动作要保持轻柔。

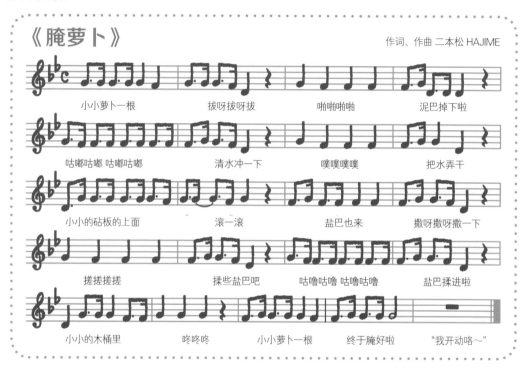

《腌萝卜》

作词、作曲 二本松 HAJIME

小小萝卜一根　　拔呀拔呀拔　　啪啪啪啪　　泥巴掉下啦

咕嘟咕嘟 咕嘟咕嘟　　清水冲一下　　噗噗噗噗　　把水弄干

小小的砧板的上面　　滚一滚　　盐巴也来　　撒呀撒呀撒一下

搓搓搓搓　　揉些盐巴吧　　咕噜咕噜 咕噜咕噜　　盐巴揉进啦

小小的木桶里　　咚咚咚　　小小萝卜一根　　终于腌好啦　　"我开动咯～"

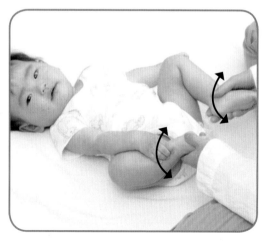

1

小小萝卜一根
拔呀拔呀拔

握住孩子两只脚踝，
上下摇晃

双手分别抓住孩子两只脚踝，上下轻轻晃动，有意识地活动到他的股关节。如果孩子未满1岁，注意不要过度拉伸。以最自然状态，上下伸展孩子的两腿。

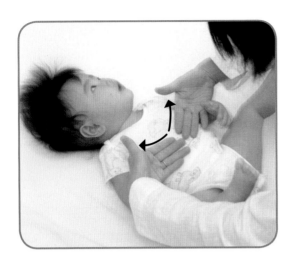

2 啪啪啪啪
泥巴掉下啦

两手掌心朝上，轻拍孩子身体

将双手掌心面朝自己，四根手指根部靠于孩子胸部。"啪啪"有节奏地从中间向两边轻拍。接着将掌心翻过去，从两边向中间轻拍。然后从孩子胸部慢慢移动至腹部，重复相同动作。

3 咕嘟咕嘟咕嘟咕嘟
清水冲一下

双手呈空心拳状，以向上画圈的方式抚触按摩

两手轻轻握住呈空心拳状。从孩子的双脚开始，到膝盖、大腿、肚子、胸部，以螺旋画圈的方式，轻轻抚触按摩上去。注意腿部是按摩外侧，且力度要轻。

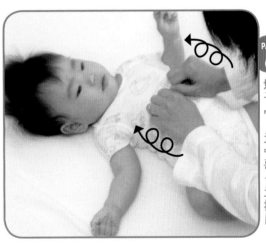

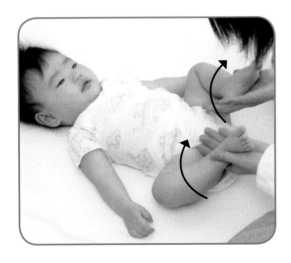

4 噗噗噗噗
把水弄干

握住孩子两只脚踝，往上轻抛两腿

两手掌心朝上，将孩子脚放在上面，然后做轻抛动作。如果是未满1岁的孩子，以双脚在空中微微抬起的幅度为宜；超过1岁的孩子，肌肉组织已经慢慢形成，抬脚幅度可以大一些，孩子会更开心。

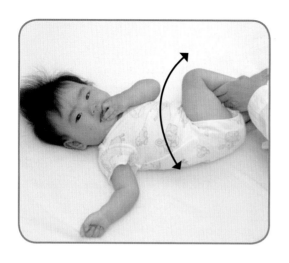

5 小小的砧板的上面
滚一滚

弯曲孩子双腿，让腿向左向右两边侧转

握住孩子的脚踝，使他弯曲双腿，然后向身体右侧倾倒，最好能让孩子的膝盖碰到地面上。反过来重复同样动作。注意过程中两膝膝盖之间保留1个拳头的距离。

6 盐巴也来
撒呀撒呀撒一下

指尖轻抓孩子身体

竖起十指指尖轻抓孩子身体,然后放手。胸部、腹部、大腿等全身各处都轻轻抓动,给予孩子身体刺激。

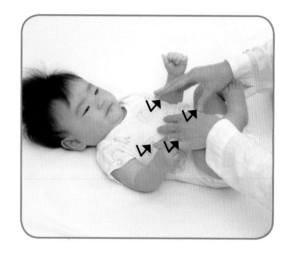

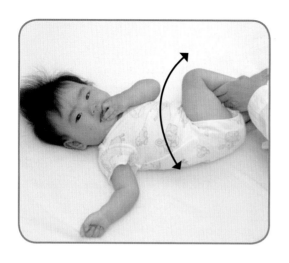

7 搓搓搓搓
揉些盐巴吧

用手指上下搓摩孩子身体肌肉

将手掌紧贴于孩子身体,用手指进行搓摩。针对孩子一逗就会特别开心的地方重点进行,结束后把手放开。接着再重复,此手法会让孩子非常开心。

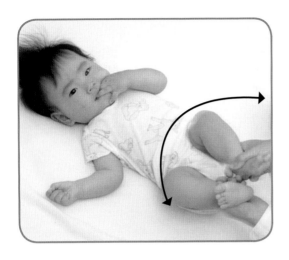

8 咕噜咕噜 咕噜咕噜
盐巴揉进啦

让双腿向一侧倾倒，重复步骤 5

重复步骤 5 的动作。弯曲孩子的双腿，以膝盖接触地板的程度倾放孩子的双腿。中间注意妈妈的手不是握住孩子的脚尖，而是脚踝。

9 小小的木桶里 咚咚咚
小小萝卜一根

向上弯曲孩子的双腿，注视他的脸庞

弯曲孩子的双腿，让他的大腿轻轻靠贴于肚子上。这时候妈妈和孩子的脸越来越近，妈妈可以温柔地注视孩子的脸庞，和孩子进行眼神的沟通。

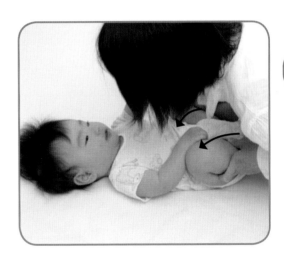

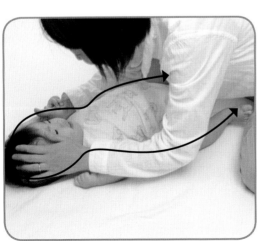

10 终于腌好啦
"我开动咯～"

抚触按摩全身

从孩子头部抚摸到脚部，做"全身整理动作"。结束后说一句"让我来尝尝好不好吃，开动喽！"同时用手抱住孩子的身体，作开吃状。还可以说一句"好像这里还腌得不够入味，再腌一遍吧。"对孩子容易被逗笑的地方多抚摸几次。

上半身抚触按摩 **把孩子当成抹布擦一擦** **孩子0个月～**

针对孩子的腹部、手腕等上半身进行的按摩。歌曲较短。要点在于部分动作可略有不同。

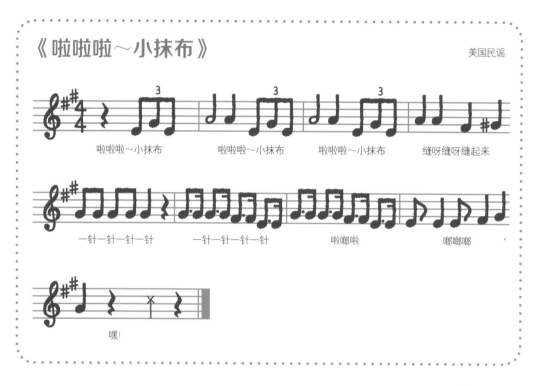

《啦啦啦～小抹布》

美国民谣

啦啦啦～小抹布　　　啦啦啦～小抹布　　　啦啦啦～小抹布　　　缝呀缝呀缝起来

一针一针一针一针　　　一针一针一针一针　　　啦嘟啦　　　嘟嘟嘟

嘿！

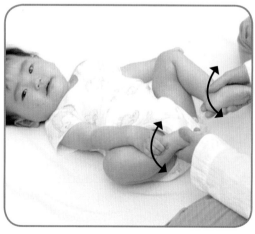

1

啦啦啦～小抹布
啦啦啦～小抹布

用手掌从孩子的肚子抚摸到肩膀、手腕

双手手掌紧贴孩子腹部。从最开始的"啦啦啦～小抹布"唱起，一只手向上抚摸，通过肩膀一直抚摸到手腕。唱下一句"啦啦啦～小抹布"时，另一只手做重复的抚摸动作。

134

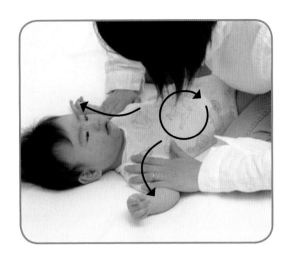

2

啦啦啦～小抹布
缝呀缝呀缝起来

腹部画圆式按摩，抚摸孩子胸部、肩膀和手腕

双手手掌紧贴腹部。一只手以肚脐为中心顺时针画圆按摩，然后两只手同时抚摸孩子的胸部、肩膀和小手。

3

一针一针一针一针 一针
一针一针一针啦嘟啦 嘟
嘟嘟 嘿！

食指轻轻戳动孩子的身体

竖起两手食指，和着歌词"一针一针"，轻戳孩子身体，给予肌肤刺激。碰到孩子会咯咯笑的地方，停留时间长一些。另外也可以试着戳戳孩子的小脸蛋。

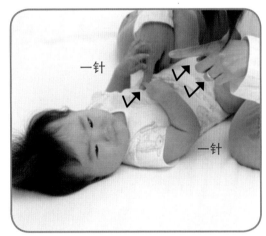

一针

一针

以下歌词2、3、4号皆可替换步骤3。

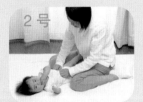

2号

洗抹布咯～洗刷刷洗刷刷 X2

双手轻握呈空心拳状，从脚尖到膝盖、大腿、腹部、胸部，做螺旋向上画圈式抚摸。

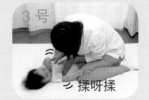

3号

揉呀揉

小抹布绞干吧～呲呲呲呲呲呲呲呲 X2

双手手掌贴住孩子小身子，妈妈用五根手指进行抚摸、逗弄。抚摸部位包括腋下、腹部等。

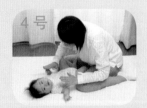

4号

小抹布晒干咯～啪嗒啪嗒啪嗒啪嗒 X2

像用熨斗熨衣服一样，用整个手掌从中间向两边抚摸孩子身体。

胸部抚触按摩

把孩子当成狸猫摸一摸

孩子 0个月～

抚摸孩子胸部与手腕，强健呼吸器官。结束时恶作剧似的小动作，孩子会非常欢喜，多重复几次也无妨！

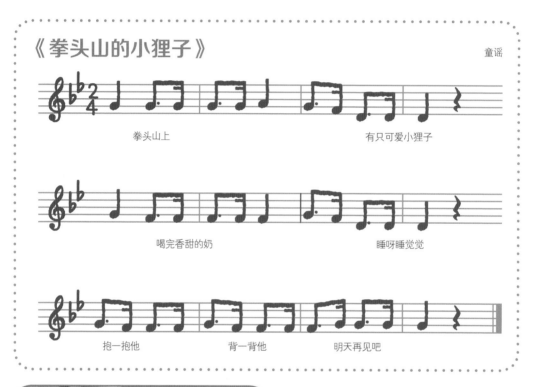

《拳头山的小狸子》

童谣

拳头山上　　　　　　　有只可爱小狸子

喝完香甜的奶　　　　　睡呀睡觉觉

抱一抱他　　　背一背他　　明天再见吧

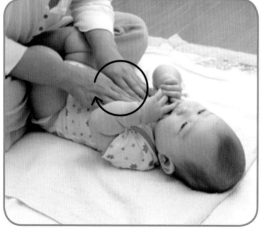

1

拳头山上有只可爱小狸子，喝完香甜的奶，睡呀睡觉觉

双手从胸部抚摸至孩子手腕内侧

将双手手掌放在孩子胸部，两只手同时以画圆的方式进行抚摸。接着分别从手腕内侧（肌肤偏白部分）一直抚摸至孩子手心。

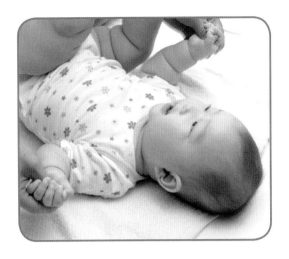

2 抱一抱他
背一背他

握住孩子的双手，抚摸他的手心

让孩子抓住自己的大拇指。唱起"抱一抱他"时，让大拇指在孩子手心转动抚摸；唱起"背一背他"时，重复同样动作。

3 明天再见吧

将孩子双手轻放于头顶

做完步骤 2，继续让孩子握着自己的大拇指，然后将他的两手轻放于头顶。整个过程中边看着孩子脸庞，边保持微笑。

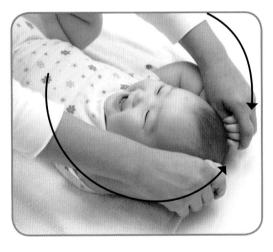

这样更有趣！
抚触按摩小诀窍

孩子握拳时，抚摸他的小手掌

妈妈手掌握住孩子双手时，将拇指放进孩子的手心里，这样孩子自然就会握住。妈妈四指包住孩子的小拳头，拇指在孩子手中转动抚摸他的小手掌。

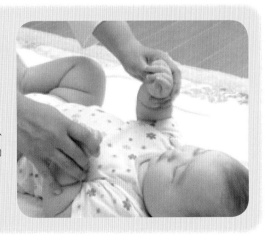

腹部 抚触按摩

把孩子当成小船摇一摇

孩子 0个月～

集中针对孩子腹部进行抚摸。配合这首舒缓的歌,让孩子感觉真的像坐船似的,摇晃着小身子进行吧。

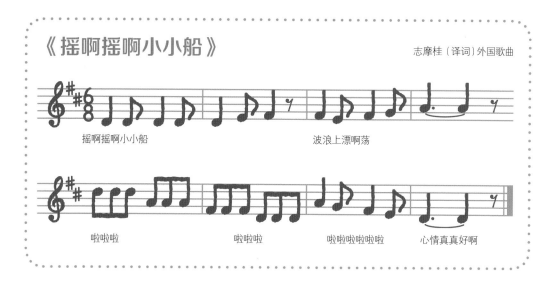

《摇啊摇啊小小船》

志摩桂（译词）外国歌曲

摇啊摇啊小小船　　　　　波浪上漂啊荡

啦啦啦　　　　啦啦啦　　　　啦啦啦啦啦啦　　　心情真真好啊

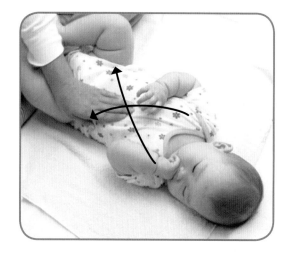

1

摇啊摇啊小小船

从肩部到腹部,画斜线式抚摸

唱起"摇啊摇啊"时,单手手掌从孩子肩部向腹部画斜线式移动。唱到"小小船"时换另一只手,从另一侧肩膀按摩到孩子腹部。

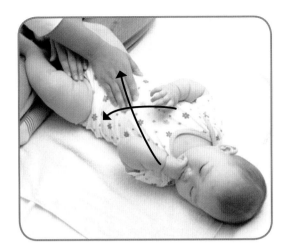

2 波浪上漂啊荡

重复步骤 1

重复步骤 1。注意两手全程贴在孩子身上不要离开。
一只手从肩膀移至腹部时，另一只手扶住孩子身体。

3 啦啦啦 啦啦啦 啦啦啦啦
啦啦 心情真真好啊

腹部顺时针画圆抚摸

单手手掌以孩子小肚脐为中心，顺时针画圆抚摸腹
部。接着换另一只手做同样动作。两手交替进行。

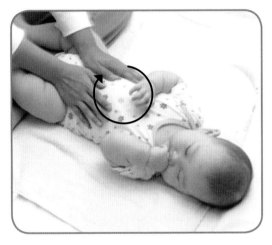

**这样更有趣！
抚触按摩小诀窍**

妈妈左右摇晃身体，让孩子好似乘着小船一样

进行步骤 1、2 时，唱歌的妈妈也要像坐在
小船里一样，身临其境般地左右摇晃自己
的身体。随着两手的移动节奏，妈妈的身
体也动起来，这样就更完美了。

摇啊摇

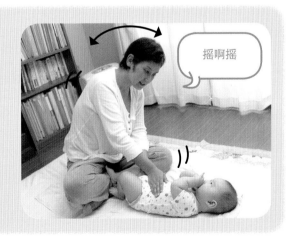

把孩子当成大象拉一拉

孩子
1个月~

抚摸孩子双腿，促进血液循环。
歌词简单好记，曲调会了之后，可以试着替换其他歌词。

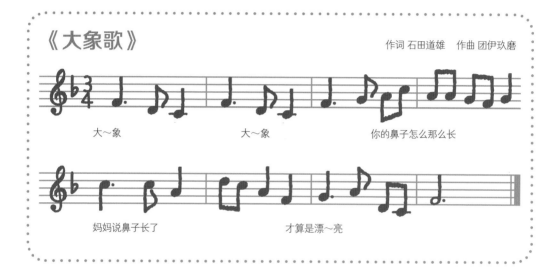

《大象歌》

作词 石田道雄　作曲 团伊玖磨

大~象　　　　　大~象　　　　　你的鼻子怎么那么长

妈妈说鼻子长了　　　　才算是漂~亮

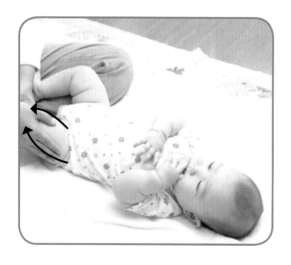

1

大~象 大~象
你的鼻子怎么那么长

从大腿到脚尖，以先外侧再里侧的顺序抚摸

唱到"大~"时，用整个手掌抚摸孩子左腿外侧，一直抚摸到脚尖位置。唱到"象"时抚摸左腿内侧。唱起"你的鼻子怎么那么长"时，重复同样动作。

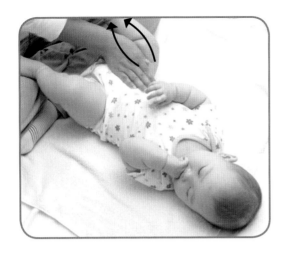

2 妈妈说鼻子长了
才算是漂～亮

重复相同动作抚摸右腿

这次抚摸孩子的右腿，唱到"妈妈"时抚摸右腿外侧，"说"时抚摸内侧。"鼻子长了，才算是漂～亮"，重复同样动作。

3 唱完后

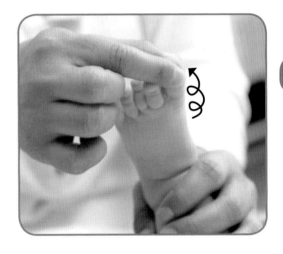

螺旋画圈式抚摸脚趾

唱到最后，和着曲调说一句"结束啦"，从大脚趾到小脚趾依次进行螺旋画圈式抚摸。妈妈先用拇指和食指捏住孩子脚趾两侧，按摩脚趾根部。最后手指突然弹离，移动到下一个脚趾。

这样更有趣！
抚触按摩小诀窍

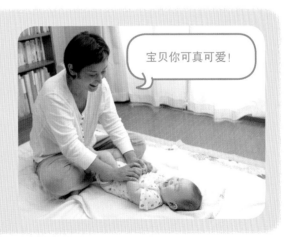

宝贝你可真可爱！

变换歌词，
把孩子名字唱进去！

这首歌歌词简单，妈妈可以自行调整进行演唱。比如"大～象"替换为孩子名字，"你的鼻子怎么那么长"替换为形容孩子特征的词汇等，给抚触按摩增添乐趣！

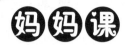

妈妈课

爸爸参与抚触多，孩子社交能力强

　　对孩子抚触按摩的任务通常交给妈妈，那么这样的任务可以交给爸爸吗？

　　与爸爸亲肤接触，是孩子成长过程中的必需环节。

爸爸抚触按摩——培育孩子社交能力的第一步

　　成年男性与女性，无论是肤质还是被触碰时的感受，都截然不同。对于孩子来说，这种差别也能很明显地感觉到，因此与爸爸的亲肤接触，会给孩子带来与妈妈亲肤接触完全不一样的效果。

　　和妈妈的亲肤交流，一般能稳定孩子情绪。而和爸爸的亲肤交流，能让孩子有意识地接触到除妈妈和自己以外，另一个更广阔的世界，从而提高孩子的社交能力。至于亲肤交流的方式，妈妈一般多为日常照顾式的接触，爸爸则大部分通过游戏进行交流。在既定规则下享受游戏乐趣，能够培养孩子社会性以及与他人合作的能力。所以，爸爸要和妈妈齐心协力，也要多与孩子亲肤交流，让孩子的感触更为均衡。

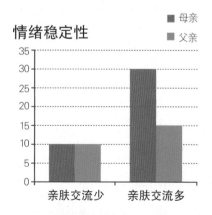

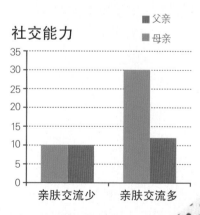

以幼儿园 3～4 岁孩子为对象进行的如上调查，结果表明，与母亲亲肤交流多的孩子情绪稳定性较好，与父亲亲肤交流多的孩子社交能力较强。

一起来！
适合爸爸妈妈的按摩

孩子出生后，

家长变得异常忙碌，

夫妻间的抚触按摩也急剧减少。

夫妻关系和谐亲密，

对孩子也会有许多良性影响。

不如通过互相给对方按摩，

来加深夫妻感情吧。

你将全部注意力都放在了孩子身上，是不是忽视了夫妻间的抚触按摩呢？而和谐良好的夫妻关系，也是孩子健康成长道路上必不可少的一方面。

夫妻间的抚触按摩多，孩子更有爱、性格好

孩子出生后，家庭成员各自分担的职责发生变化，夫妻间的抚触也急剧减少。与欧美人相比，日本夫妇的变化倾向似乎更加明显。据调查，夫妻间抚触按摩较多的家庭，亲子间的抚触按摩也同样密集。因此可以这样总结：通过抚触按摩改善夫妻关系，从而使夫妻内心得到富足，这样也就能把浓浓爱意传递到孩子身上。

加深夫妻感情的好途径

原本女性就很喜欢通过肌肤接触感受爱意。而男性则相反，特别是结了婚的男人，对于妻子主动提出的抚触按摩经常会感到某种程度的拘束和压力。

最理想的状态就是男女双方理解彼此观念上的差异，体谅对方的感受再进行抚触按摩。给爸爸做按摩这件事不要太过于炫耀，最重要的是顺其自然。双方享受完按摩服务后要主动给予回报，这种互相体恤的态度足以加深夫妻感情。

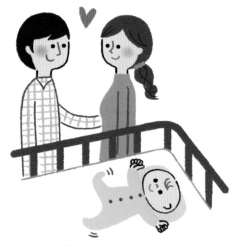

父母关系和谐了，对孩子有许多良性影响。

抚触按摩是最棒的表爱方式

在平时生活中，积极采取让对方欣喜的抚触按摩，表达出爱意和感谢之情。

爸爸 to 妈妈

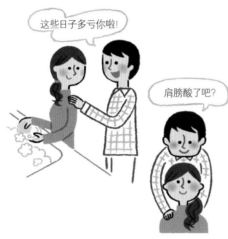

这些日子多亏你啦！

肩膀酸了吧？

传递关心和支持

"谢谢你一直以来的支持""今天实在辛苦你了"等等，说一些慰劳对方的话语，给孩子妈妈揉揉肩、按按后背。真心感谢每天忙于家务和照顾孩子的妈妈们，给予她们一些按摩。

妈妈 to 爸爸

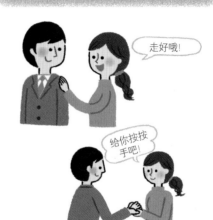

走好哦！

给你按按手吧！

以让对方放松的方式进行

有时候，过多的抚触按摩会给对方造成精神负担。可以在孩子爸爸出门前或回家后，装作若无其事的样子给他揉揉肩。按摩的话，建议在互相交流的过程中自然而然地开始。

前辈妈妈的心声

我们关系好了，孩子也会高兴

有段时间还不太习惯天天照顾孩子的日子，脾气非常暴躁，还会无来由地对丈夫发火。我的感受也影响到了孩子，他的情绪波动也很大，家里气氛很消极。后来我慢慢反省，不能再这样下去了，只有夫妻关系好了，孩子心情才会好。小孩也明白大人之间的感情。

MARUKO（28岁）

留出互相按摩的时间

孩子出生后，一天到晚忙着照顾，夫妻相处时间变得非常少。发觉"最近都没怎么和丈夫好好说话"时，下决心要留出互相按摩的时间。一边按摩一边彼此畅聊，夫妻关系变得比以前亲密多了。

叶子（30岁）

妈妈给爸爸做的解乏按摩

忙完一天工作回到家的爸爸，最需要的是得到温柔的安慰。利用睡前或洗完澡后的一点时间给他做些按摩吧。

脱发、头痛、失眠等

1

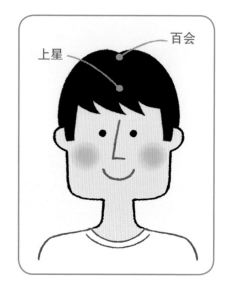

上星　　　　　百会

找到可治疗相关症状的穴位

百会穴，位于两耳连线与头顶正中线交点处。有治疗脱发、头痛、失眠等作用。

上星穴，位于人体的头部，沿脸部正中线向上，在前发际正中向上1寸处。有治疗打鼾、鼻炎的效果。

2

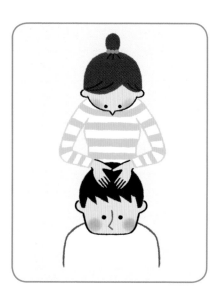

用拇指指腹缓慢按压

两个拇指叠放，用指腹部分按压穴位，调整到让对方感觉舒适的力度，同时一边数数，喊1、2时按压，3、4、5时缓慢离位。如此重复5次。直接按摩从上星穴到百会穴之间的部位也OK。

腰部

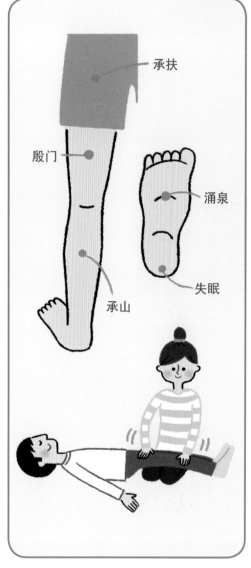

承扶

殷门

涌泉

承山

失眠

1 手掌有节奏地按压腿、脚穴位

先让爸爸俯卧，用手指按压两腿后侧。记住腿部的相关穴位位置——臀部正下方是承扶穴，大腿中央是殷门穴，膝盖和脚腕儿中间是承山穴，注意不要按到膝盖内侧。这个手法可缓解腰痛等症状。

2 拇指用力按压脚后跟正中央位置

用拇指指腹缓缓按压位于脚后跟正中央的失眠穴。能缓解入睡难、睡眠浅、易起夜等睡眠相关问题。对消除腿脚浮肿、疲乏也有一定效果。

3 拇指按压脚心略上部位

脚底有一小片呈山形隆起的部分，用拇指指腹进行按压。这里有个穴位叫涌泉穴，人的肾经之气来源于此。此手法针对身体倦怠、精力减退和失眠等症状非常有效。

4 把两腿放在自己膝盖上，前后晃动

爸爸身体仰躺，把两腿放在妈妈膝盖上。妈妈用手前后摇晃，这样能放松到爸爸腰部。

小要领

利用睡觉前和刚出浴的时间

需要平躺下来的按摩，推荐大家利用晚上睡觉前的时间，优哉游哉地进行。针对腿脚后侧的按摩，则是在刚洗完澡的时候进行比较有效。

PART **7** 一起来！适合爸爸妈妈的按摩

147

爸爸给妈妈做的暖心按摩

刚完成生孩子这项大任务的妈妈，还要为照顾孩子而操劳，而自己的身体可能并没有完全调养好。请爸爸给予她一些轻缓的按摩吧。

针对症状

母乳不足、肩周炎、感冒等

1

按压肩膀

从肩胛骨附近到腰部，用整个手掌轻轻按压。位于肩膀最高处有个穴位，叫作肩井穴。将双手置于此穴位，逐渐加力按摩。数 1、2 时按下去，3、4、5 时慢慢离位。

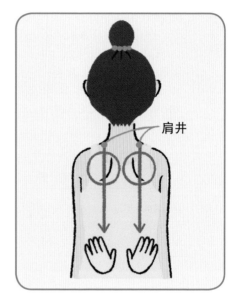

肩井

2

沿肩胛骨打圈按摩

对整个肩胛骨部分按顺时针方向打圈抚摸。等整个背部温热了之后，从上到下移到位于骨盆中央的腰椎骨，慢慢按摩，调整心气。

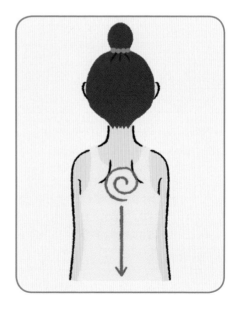

烦躁、倦怠、易疲劳、肩酸等

1 用拇指指腹强力按压手掌

爸爸两根拇指分别夹住妈妈的拇指和小指，然后按压妈妈整个手掌。按压力度可根据妈妈反应进行调整。位于手掌正中附近的凹陷处，有个劳宫穴，具有消除疲劳的作用。找准此穴位进行按摩吧。

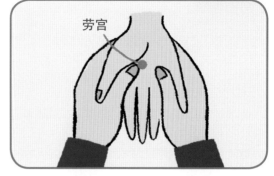

2 刺激手背指间部分

把妈妈的手翻过去，手背朝上，爸爸按压各个指间部分。同时一边数数，数 1、2 时用力按下去，3、4、5 时缓缓离位。

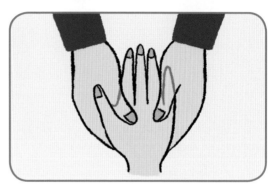

PART
7

一起来！适合爸爸妈妈的按摩

急躁、上火、腿部浮肿等

按摩脚背，温热脚踝至脚尖部分

首先，轻轻握住妈妈两边脚踝摩搓。手指指腹放在脚背背骨，上下移动。然后包住整个脚背进行按压。同样方法温热妈妈脚尖部分。整个过程中，妈妈的脚搭在爸爸膝盖上进行。

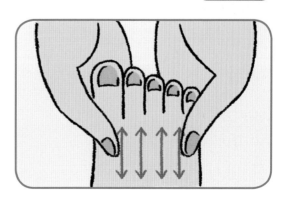

超简单自助按摩

下面介绍一些可以利用照顾孩子的余暇进行的自助按摩。觉得疲累时，随时随地都可一试哦。

针对症状

脱发、失眠、头痛、眼部疲劳、肩酸等

1 双手握拳，刺激百会穴

拇指藏在手心里，然后握紧。用拇指根部骨头的凸起处，敲打位于头顶的百会穴。一只手重叠在已置于头顶的另一只手上，再进行按压。此手法无论坐着还是站着都可以操作。

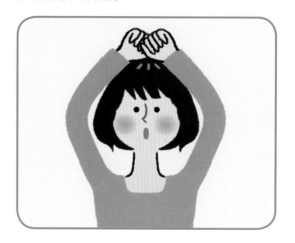

2 四根手指按压风池穴、安眠穴

位于后部头颈中央凹陷处一左一右，各有一个风池穴；耳后突出的骨头下方附近各有一个安眠穴。此手法就是从风池穴按摩到安眠穴。仰面躺下，两手竖起四根手指，然后枕在头部下方进行按压，省力而有效。

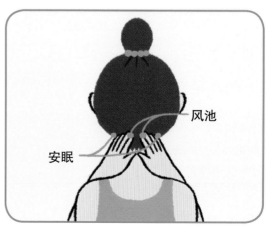

风池

安眠

针对症状

皮肤粗糙、皱纹、雀斑、暗沉等

抓起脖颈肌肉，
促进血液循环

胸锁乳突肌，大概位于脖颈的侧面。如果这块肌肉开始酸痛，说明头部及脸部的血液循环变差。请用拇指和食指抓起（如有疼痛感，请勿勉强），向上下左右各个方向拉扯。接着换另一只手，重复同样动作。

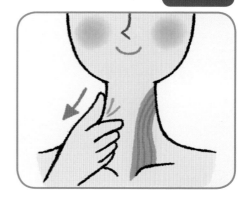

针对症状

减肥、鼻炎、戒烟等

手指夹住耳朵搓揉，
调整肠胃功能

食指与中指呈 V 字形，从下方夹住耳朵揉搓 10 次。然后按摩耳孔附近，有痛感的地方加强揉搓。这个手法可以调整肠胃，控制食欲，拒绝油腻食物和零食，对减肥和戒烟非常有效。此手法坐着进行即可。

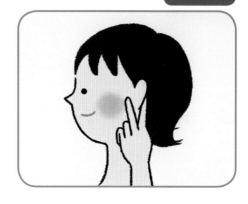

PART
7

一起来！适合爸爸妈妈的按摩

针对症状

腱鞘炎、肩周炎等

抚摸整个前臂

从手肘按摩到手背，用一只手手掌画圈按摩另一只手的前臂外侧。对手臂容易晒到太阳的地方，从上到下轻轻抚摸。然后换另一只手臂。此手法坐着进行即可。

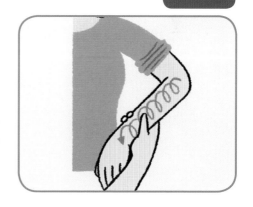

疲累不堪、睡眠不足、便秘等

利用汤婆子

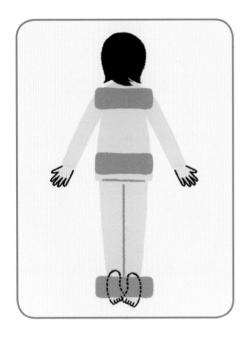

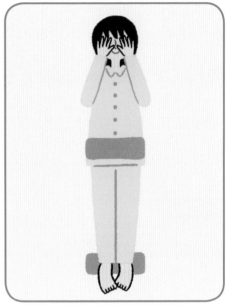

1 温热脚底、腰部、背部

呈卧躺姿势，在脚底、腰部（靠近腰椎骨）、背部（肩胛骨附近），依次放上汤婆子。等前一处温热起来了再移动到下一部位。

2 温热脚踝、腹部

这次呈仰躺姿势，把脚放在汤婆子上，温热脚踝。接着把汤婆子放肚子上。最后把眼睛闭上，双手手掌盖在眼睛上面。

使用汤婆子的好处

汤婆子能够从古流传至今，其优点在于它是随着时间慢慢变热的，利用温度差逐渐缓解身体僵硬状态。而且只需要把热水灌进去就行，不要花费什么，也很节能。推荐大家睡觉前操作，身体放松后有助于进入深度睡眠。

汤婆子如何选择

市面上的汤婆子有许多种材质：金属、塑料、橡胶等。因为会直接接触身体，所以推荐选用体感最佳的橡胶制品。

注意！

注水口请一定盖紧，务必注意不要烫伤。如果觉得太烫，用毛巾在外面再裹一层，以调节温度。

针对症状

肩酸、腰痛、头痛、预防感冒、食欲不振等

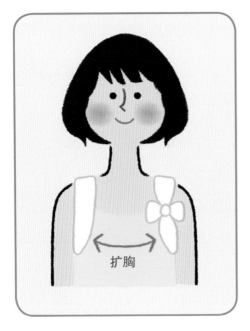

扩胸

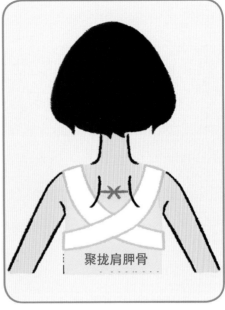

聚拢肩胛骨

1 系紧带子

带子一端放在嘴里，拉到左边腋下，再绕过右边肩膀拉到胸前。接着拉到右边腋下，再从左边肩膀绕回胸前。带子两端在左边腋下打结。

2 做扩胸动作

以能够舒畅挺胸的程度，把带子系紧。做扩胸动作，聚拢肩胛骨。确认带子在后背中央交叉着。

做家务时，系上带子吧

以前人们把带子挂在身上，是为了收拢和服的衣袖，便于做事。但实际上这种带子，还具有缓解肩酸、腰痛和头痛等效果。它是古人传下来的智慧。即便不穿和服，在家做家事也可用这么一件小物进行锻炼。

带子如何选择

只要是一根长度适当的绳子，基本都可以利用。推荐大家选择幅宽大一点的带子。

注意！

如果系太紧，对身体束缚过度，反而造成反效果。也不要长时间系在身上，而是只在做家务等固定时间系上。

153

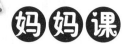

来自妈妈们的真实抚触体悟分享

　　已经加入孩子抚触按摩队伍的前辈妈妈们，深刻体验到了孩子抚摸带来的各种超棒效果。听听她们的激动心声吧！

老公原本不懂照顾孩子，如今也是乐在其中

我丈夫原本不知道怎么和孩子相处才好，更别说一起玩耍了。于是我开始手把手地教他怎么给孩子做按摩。虽然最初他战战兢兢的，但之后慢慢开始享受和孩子的亲肤接触了。如今孩子也很喜欢爸爸给他做按摩呢，这么一来丈夫在我家务繁忙时还能替我照顾孩子，真的省力很多呢。

绫（29岁）

兄弟俩一起做按摩

第二个孩子出生后，我才开始尝试孩子抚触按摩。然后我那3岁的大孩子嫉妒了，总和我说"也给我做做嘛"。自从第二个孩子降生，第一个孩子的情绪就不是很稳定，还经常欺负弟弟。后来我给他做了按摩后，他的情绪冷静了不少。对于没有给予他足够的关心，我也深深地反省。如今我是同时给两人抚摸，他们关系融洽，一副非常享受的样子。

真理子（35岁）

通过亲肤接触读懂各种情绪

孩子情绪很少表达出来，作为妈妈也不明白孩子是高兴还是难过。这样的困扰无处诉说，很是烦恼。出于想要了解孩子内心想法的目的，开始了孩子抚摸按摩。通过不断进行亲肤接触，开始慢慢知道触碰孩子哪里才会让他高兴。那些我之前无法理解的地方也渐渐豁然开朗。现在我只要一给孩子按摩，他就开心得不得了。

小樱的妈妈（26岁）

看着孩子点滴成长妈妈成就感倍增

我家孩子发育缓慢，所以我总会不知不觉地和周围孩子做比较，然后不安起来。自从开始了孩子抚触按摩，我对周围孩子不会太在意了，全心全意关注自己孩子的成长，照顾孩子这件事也更拿手，有了更多把握。每天我都给予孩子亲肤抚触，亲手感受他的成长过程。一想到孩子正努力茁壮起来，觉得真是非常骄傲。

KAJIKAJI（31岁）

抚触按摩常见问题 Q&A

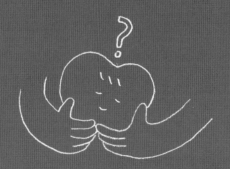

在给孩子抚触按摩的过程中，
"这么做到底好不好？""这时候应该怎么做"，
相信妈妈们一定会涌现这样那样的疑问吧。
这里选取一些问题给出解答。

按摩要每天做吗？

 每天按摩有助于调整好生活节奏。

如果每天在一个固定时间进行按摩，有助于调整生活节奏。比如养成睡前按摩的习惯之后，每次做按摩时，身体自动就会进入"马上就要睡觉了"的状态。

另外，由于身体状况的变化首先是通过身体皮肤反映出来的，因此每天观察皮肤状态可提早预防疾病。当然话说回来，抚触按摩即使不是每天都做，也能发挥效果，不必硬把它变成"每日必修课"。

 可以改变按摩的顺序吗？

 以易于操作的方式安排即可。

书中所列的按摩顺序说到底只是作为参考而已，没有必要完全照着进行。相反，如果过于拘泥于书上的顺序和次数，按摩就变成了一个机械流程。妈妈可以在觉得容易操作的地方，或是按照孩子的意愿进行，请大家根据自身情况自由安排。别忘了，按摩最大的目的，是改善孩子情绪。

 进行按摩的人是不是同一人比较好？

 是的，最好是同一个人，这样持续得越久，越有效果。

人们通过亲肤接触互相了解。因此与同一个对象接触时间越久，所产生的安全感和信任感也就越发深厚。如果每次都是相同的人抚触，那么对于对方身上发生的变化，也能很敏锐地察觉。

从孩子的立场来讲也是同样道理，一直让爸爸妈妈给自己做按摩就很高兴，如果每天是不同的人来给自己做，孩子的情绪就很难稳定。

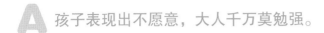

Q 做按摩时有什么禁忌吗?

A 孩子表现出不愿意,大人千万莫勉强。

孩子不愿意接受按摩的时候,千万不能强求。

另外,妈妈或爸爸心绪急躁时,也不要对孩子进行任何按摩。一心急手上的动作就会僵硬,变得慌乱,这样就不能好好地进行了。而且急躁的情绪还会传递给孩子,孩子心情欠佳就会造成反效果。

其他方面,比如孩子疲倦没有精神、发热或者看上去明显和平时不同,样子怪怪时,还是让孩子先休息一下观察观察再说。

Q 适合做按摩的时间是什么时候?

A 只要孩子开开心心的,什么时候都 OK。

只要是双方心情好就可以开始按摩。

比如在孩子活动频繁的时间段,可以让孩子一边玩耍一边享受按摩;或者在孩子睡前来个按摩,不仅可以放松他的身体,还可提高睡眠质量,让孩子睡得更沉。

Q 根据按摩时间段不同,需改变抚触方法吗?

A 玩耍时动作快一些,睡觉前则可慢慢进行。

玩耍时进行按摩,手上动作就要快一些,尝试有节奏地进行。早晨或者孩子觉得有些困倦时按摩,手上动作也要快一些。

而在睡觉前或者想要使孩子放松时进行的按摩,动作就要慢一些,双手有意识地紧贴孩子身体。另外,想平复孩子情绪时也是如此。

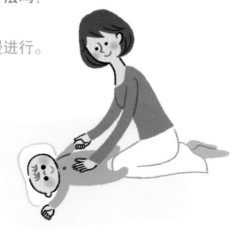

孩子出生多久以后可以进行抚触按摩？

 马上开始都可以。但要注意不同阶段采取不同的按摩方法。

孩子出生以后立马进行抚触按摩也没问题。

但要注意，如果孩子小于 1 个月，按摩动作以双手贴住身体不动的为主，将孩子整个身子包覆住进行。等到孩子习惯了之后，再试着开始移动双手。

开始进行基本按摩动作的最理想时间，是在孩子接受完 1 个月健康诊查之后。

 我应该如何掌握按摩时的力道？

 基本上采用抚摸、摩挲的力度。

给大人做按摩，通常追求那种"痛痛的却很爽"的感觉。而给孩子按摩完全不同，必须区别开来，绝对不能太用力。一般来说，抚摸、摩挲的力度就刚好。利用妈妈双手的自然重力来抚触按摩孩子就行了。

如果是需要用两根手指抓起，做转动动作的，就以抓豆腐的力度大小操作。另外将双手放在孩子腹部等处温热时，千万不要压，要自然地放在上面。

 孩子还听不懂大人说话，也要对他讲话吗？

 请积极地多和孩子说话吧。

对于要一边和孩子讲话一边进行按摩的说法，许多妈妈都持有怀疑态度。但是，即便是还不懂说话的婴儿，他根据感官感知对方感情的能力也非常强。

说着温柔话语，妈妈表情自然变得温和沉静，孩子看到就会很安心。如果对孩子轻柔地讲话，无论情绪、节奏还是声调都处于让人舒服的状态，就能给听者带来安全感。另外，"舒服吗？""这里觉得怎么样？"等等，选择这种类似的话语也很重要。从声音到表情，将关怀对方的心情通过双手表达出来，即便孩子不能以语言回应，他也已经充分感受到了你的关爱。

Q 我家孩子讨厌被摸脸。

A 可以尝试在他做其他事时顺便摸一摸，让孩子慢慢习惯。

孩子和成人一样，脸部对他们来说是非常敏感的部位。只要有一次觉得不舒服，之后就需花上很长时间，才可能再一次接受被人触碰。

孩子觉得不愿意而哭起来的时候，绝对不要勉强他。可以在刷牙时不经意地按摩他的嘴边，流鼻涕时擦擦鼻子周围。总之不要只想着一定要马上抚触整张脸，试试在他做其他事时顺便摸摸看。

洗澡时，孩子的脸相对不会那么敏感，比较愿意被触碰，妈妈不妨一试。

Q 孩子还小，很担心活动四肢会伤害到他。

A 保持自然弯曲就没有关系。

确实，如果是活动关节部分的动作，需要谨慎再谨慎。但如果太过于小心翼翼，按摩效果反而会减半，建议让孩子保持自然弯曲的程度即可。

Q 孩子老是爬来动去的，想要逃跑。

A 试试唱歌来引起孩子兴趣吧。

如果妈妈表现出一副不做按摩绝对不行的强硬态势，孩子就会变得畏畏缩缩。不如试试唱个歌来吸引孩子注意，这样就容易操作了。

如果孩子正玩得好好的，突然妈妈要给他做按摩，他不逃跑才怪呢。可以选择在孩子想睡觉的时间，配合孩子作息进行。

按摩可以调整孩子头形吗？

 均匀抚触按摩整个头部。

孩子的头骨非常柔软，极易变形。如果觉得孩子头形不正，那就经常按摩整个头部，这样可以加快头部扁平处的血液循环，以此方法进行矫正。

孩子扁头，通常是因为睡觉时脸一直朝着同一方向而造成的，这种情况很常见。如果觉得孩子的脸扁得很严重，请妈妈抚摸孩子整个头部。一般出生之后的半年按摩效果最好，最晚也请在1岁前进行。

头部变形现象多数会在1岁左右自然消退，妈妈们不用过于紧张。

按摩过程中孩子想喝奶怎么办？

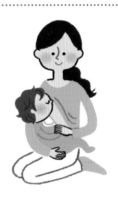

休息一下，先喂奶。

暂停一下，先给孩子喂奶吧。如果孩子不愿意，妈妈还硬要继续的话，孩子的心情也会不好。喂完奶后，最好稍微休息一下再继续。

孩子开始犯困了，也可以按摩吗？

 尽量在孩子清醒时抚触按摩吧。

给孩子做抚触按摩，最重要的是妈妈与孩子一边交流一边进行。

也许有不少妈妈会这么想：孩子睡着的时候，既不会表现出不愿意也不会动来动去，就可以很轻松地完成按摩了。

可是这样的话，即使给孩子做抚触按摩，也不能互相交流，就没有抚触按摩的意义了。

所以，要在孩子清醒时进行，这样互相都能享受按摩的乐趣。

Q 第一次做抚触按摩，有什么诀窍吗？

A 关键在于"摸一摸，抚一抚"。

说起抚触按摩，可能给人的印象就是揉啊捏啊的动作。

但给孩子按摩则另当别论，基本来说就是摸摸头、搓搓背，抚摸他们的小身子。

只要记住这一点，就算是第一次也能给孩子身心愉悦地按摩啦。

千万不要想得太复杂，孩子觉得舒服的地方多触碰触碰，慢慢就能抓住诀窍了。

Q 按摩过程中孩子睡着了，怎么办？

A 就这么安抚孩子好好睡下吧。

按摩有助于促进身体血液循环，有不少孩子在被按摩的过程中，一会儿就会迷迷糊糊睡着了。而这恰恰是孩子百分百信任妈妈、彻底放松下来的最好证明。因此没有必要叫醒孩子硬把按摩做完。

用毛巾盖在孩子身上，以免好不容易温热起来的身体受凉，然后小心地让孩子睡下。等孩子醒过来再按摩也不迟，或者干脆到第二天再继续也无妨。

Q 孩子趴着睡，也可以按摩吗？

A 短时间内快速进行。

如果孩子还没学会抬头就进行按摩似乎总觉得有些不妥。建议这个阶段的按摩时间比平常短一点，迅速完工。如果过程中孩子真的睡着了，就把他翻过身来脸朝上。

如果妈妈还是担心趴着按摩有什么问题，或者想多抚摸孩子的背，建议把孩子抱起来进行。

长大一点以后，孩子不愿意被按摩了。

尝试能引起孩子兴趣的方法。

我们经常会发现有一部分孩子，在婴儿时期还很喜欢按摩，等到长大一点，突然就不愿意了。那么孩子为什么会开始讨厌按摩了呢？其实并没有什么决定性的原因。大部分只是心情变化所致，没有必要深究。特别是正处于叛逆期的孩子，总摆出一副不高兴的样子，因此也需要家长们理解。

背部、手部和腿部等处的抚触按摩，并不会被孩子所排斥，可以尝试按摩这几处。另外，小孩子最喜欢听到"好可爱、真帅、真漂亮"这样的赞扬，不如试着对孩子说一些能引起他们兴趣的话，例如"妈妈给某某宝按按摩，小手就会长很快哦！"等等。

 2 岁起才开始按摩，这不算晚吧？

几岁开始都无妨，重要的是多注意与孩子口头交流。

按摩这件事，从几岁开始进行都可以。"孩子好可爱，真想摸摸他。"从这个想法出发，尝试给孩子抚摸吧。抚触按摩开始的时间稍晚也无妨，最重要的是配合孩子的发育成长。

生完第二个孩子后，有 1 年时间没给第一个孩子做抚触按摩了。这样重新开始没关系吧？

没关系，但一定重新给第一个孩子多多的抚摸。

由于妈妈生完第二个孩子后非常忙碌，无意中就忘了给第一个孩子做抚触按摩，这样的例子不在少数。请一定要重新开始哦。照顾第二个孩子花了多少时间，第一个孩子就寂寞了多少时间。因此，重新开始按摩的话，要比以前多做一些，让孩子感觉到妈妈正在给予他最多的关注与呵护。

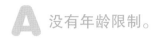 **抚触按摩可以做到几岁？**

A 没有年龄限制。

　　抚触按摩没有年龄限制。小学生、初中生、高中生到成人、老人都 OK。无论什么岁数，与人交往接触都有治愈心灵、焕发活力的作用。

　　一般等到孩子成了小学生，亲肤接触的时间就会突然变少。妈妈若发现孩子没什么精神，可以主动提出"给你按摩按摩脚如何？"

　　身体得到放松，心情自然也会变得轻松。即便平时比较内向的孩子，在接受按摩的时候，也会变得愿意交流了呢。

Q 孩子有了厌烦抚触按摩的情绪，有什么办法消解吗？

A 争取在孩子出现厌烦情绪之前结束。

　　尽量在孩子感到厌倦之前完成按摩。一般以 5 ～ 10 分钟为宜。根据孩子的不同情况，可能略有延长，建议分几次进行。如果孩子在抚触按摩过程中无法集中精神，那就暂停休息一阵，等心情变好了再继续也不迟。

Q 年长的孩子会模仿我给小点的孩子做抚触按摩。我应该阻止吗？

A 亲切地教导他抚触按摩的方法吧。

　　年长的孩子会模仿妈妈动作，给自己的弟弟妹妹按摩，这说明孩子很喜欢妈妈给自己按摩，所以也想亲自给小弟弟、小妹妹服务。碰到这种情况，妈妈不要强行阻止，而是耐心地教给孩子正确的抚触按摩方法。

　　妈妈还可以设定允许他抚触按摩的部位，比如只限于手和脚。然后给出一些建议，如"不要压，要轻轻抚摸哦"。

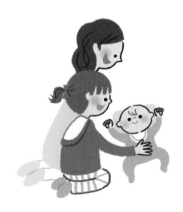

每次做抚触按摩时，孩子都不肯躺下。

 利用起床和睡前时间进行。

孩子如果喜欢站着接受抚触按摩也没问题，但就这么匆匆忙忙进行的话，按摩效果就会减半，毕竟站立时身体不容易放松下来，还是让孩子坐下或躺下比较好。

如果您家孩子每次做抚触按摩都不愿意躺下，可利用早上起床或睡前时间，在本就躺着的状态下给予抚触按摩。设想一下，孩子玩得正来劲，妈妈突然说"躺下做按摩吧"，他会扫兴也是可以预见的。这种情况下，不如改变原来既定的按摩时间。

孩子正处于叛逆期，怎么办才好？

进行能激起孩子好奇心的抚触按摩。

孩子的叛逆期，是让所有妈妈都头疼不已的阶段，也许抚触按摩也不能像从前那样顺利进行下去了。这时候推荐家长做一些刺激叛逆孩子好奇心的抚触动作。

把孩子双手放在妈妈胸口，让他感受妈妈的心跳声，或者和孩子一起感觉他小心脏的跳动节奏。

即便孩子的叛逆心很强，那也是因为他还正处于爱撒娇的阶段。等到他稍微听话一点了，就给予孩子更多、更亲密的抚触按摩吧。

 过了 3 岁，完全不让我给他做抚触按摩了，怎么办？

进行一些融入小游戏的抚触按摩。

亲肤交流的方法，不止按摩一种。3 岁的孩子，正处于总想到外边玩耍的时期。除了父母之外，开始通过与同年龄段小朋友的交流了解世界。

所以就算他不怎么肯接受按摩也不要觉得失望，可以尝试一些配合孩子生长发育的抚触按摩。

推荐妈妈进行有身体抚触动作的小游戏。例如手指相扑、学机器人走路等。这个阶段的孩子对游戏性的活动非常有兴趣，请和孩子一块儿玩吧。

Q 孩子已经 1 岁多了，按摩力道还是和婴儿时一样吗？

A 一样也没问题。

随着孩子的长大，妈妈如果还是用给婴儿按摩的方式、力道进行抚触按摩，基本上也没有问题。不要压或揉，而是借助双手的自然重力覆于孩子肌肤表面，轻轻搓摩。这样坚持下去，不久之后肌肤触感将有所变化。

Q 孩子有抵触情绪，是不是不应该进行了？

A 有抵触时请不要强制进行。

孩子和成人一样，心情时好时坏。对按摩有抵触反应时，千万不要强迫。最好的办法是等孩子冷静下来再说。反过来，如果孩子缠着妈妈要按摩时，就别怕麻烦，给他好好抚触按摩吧。即便孩子没有主动提出，妈妈也要注意每天和孩子进行语言或肌肤交流。

Q 我家孩子 1 岁多了，按摩时有什么需要注意的吗？

A 这个阶段最好进行全身按摩。

过了 1 岁，一直到断乳期结束，这个期间请给予孩子全身按摩吧，这有助于促进消化，使营养均衡分布于全身。断乳结束之后，就请配合孩子的成长进程，多在抚触方法和要进行抚触的部位上下功夫，促进他的身体发育吧。

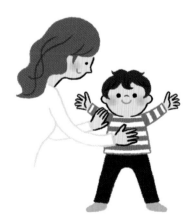

图书在版编目（CIP）数据

乖，妈妈摸摸就好了／（日）山口创，（日）山口绫子著；陈怡萍译．－－南京：江苏凤凰科学技术出版社，2015.6

ISBN 978-7-5537-4625-8

Ⅰ.①乖… Ⅱ.①山… ②山… ③陈… Ⅲ.①婴幼儿—按摩 Ⅳ.① R174

中国版本图书馆 CIP 数据核字 (2015) 第 113310 号

著作权合同登记号：图字 10-2015-184 号

NOU TO KARADA NI IIKOTOZUKUME NO BABY MASSAGE

© Hajime Yamaguchi & Ayako Yamaguchi 2011

Interior design by mogmog Inc.

Photographs by Setsuko Nishikawa

Illustrations by Mutsumi Kawazoe & Megumi Baba(mogmog Inc.)

All rights reserved.

Original Japanese edition published by PHP Institute, Inc.

This Simplified Chinese edition published by arrangement with

PHP Institute, Inc., Tokyo in care of Tuttle-Mori Agency, Inc., Tokyo

through GW Culture Communications Co., Ltd., Beijing

乖，妈妈摸摸就好了

著　　者	[日] 山口创　山口绫子
译　　者	陈怡萍
责任编辑	孙连民
策划编辑	齐文静
特约编辑	王慧敏
版权支持	王秀荣　张晓阳
责任校对	郭慧红

出版发行	凤凰出版传媒股份有限公司 江苏凤凰科学技术出版社
出版社地址	南京市湖南路 1 号 A 楼　邮编：210009
出版社网址	http://www.pspress.cn
经　　销	凤凰出版传媒股份有限公司
印　　刷	北京市雅迪彩色印刷有限公司

开　　本	787mm×1092mm　1/16
印　　张	11
字　　数	100 千字
版　　次	2015 年 9 月第 1 版
印　　次	2015 年 9 月第 1 次印刷

标准书号	ISBN 978-7-5537-4625-8
定　　价	45.00 元

图书如有印装质量问题，可随时向我社出版科调换。

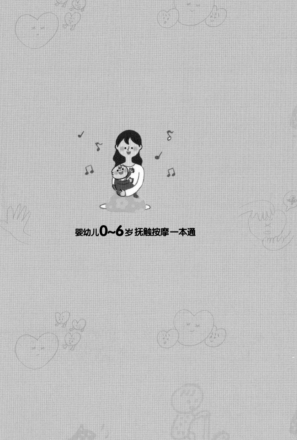

婴幼儿**0~6**岁抚触按摩一本通

乖 , 妈 妈 摸 摸 就 好 了